C.H.BECK WISSEN

in der Beck'schen Reihe

2013

BsR

Mit der Entwicklung der modernen Psychopharmaka konnte die Psychiatrie ihre therapeutischen Möglichkeiten revolutionieren. Die Behandlungszeiten wurden immer kürzer, und die Türen der psychiatrischen Krankenhäuser konnten geöffnet werden. Trotzdem stehen Psychopharmaka im Zwielicht. Dies liegt zum großen Teil daran, daß der medizinische Laie sowohl über Art und Schweregrad psychischer Erkrankungen wie auch über Psychopharmaka selbst oft unzureichend informiert ist. Hier schafft dieses Buch Abhilfe. Es erläutert Wirkungsweise, Anwendungsmöglichkeiten und Nebenwirkungen von Psychopharmaka auf dem heutigen Stand des Wissens, aber in allgemeinverständlicher Form. Es korrigiert verbreitete falsche Vorstellungen von der Eigenart psychischer Erkrankungen, gibt einen Überblick über Möglichkeiten der Therapie, charakterisiert die einzelnen Medikamente und Medikamentengruppen und diskutiert rationale und irrationale Ängste gegenüber Psychopharmaka.

Prof. Dr. med. *Otto Benkert* ist Direktor der Psychiatrischen Klinik der Universität Mainz. Seine Hauptarbeitsgebiete sind die biologische Psychiatrie und die klinische Psychopharmakologie. Er ist Autor des Standardwerkes *Psychiatrische Pharmakotherapie* von Benkert/Hippius.

Otto Benkert

PSYCHOPHARMAKA

Medikamente – Wirkung – Risiken

Verlag C. H. Beck

Mit 10 Abbildungen und 9 Tabellen

Die Deutsche Bibliothek – CIP-Einheitsaufnahme

Benkert, Otto:
Psychopharmaka : Medikamente, Wirkung, Risiken / Otto Benkert. – Orig.-Ausg. – 3., verb. Aufl. – München : Beck, 1997
(Beck'sche Reihe ; 2013 : C.H.Beck Wissen)
ISBN 3 406 42913 0
NE: GT

Originalausgabe
ISBN 3 406 42913 0

3., verbesserte Auflage. 1997
Umschlagentwurf von Uwe Göbel, München

Gesamtherstellung: Presse-Druck- und Verlags-GmbH, Augsburg
Gedruckt auf säurefreiem, alterungsbeständigem Papier
(hergestellt aus chlorfrei gebleichtem Zellstoff)
Printed in Germany

Inhalt

Danksagung

An dieser Stelle möchte ich Frau Dr. med. Martina Lenzen-Schulte, Mainz, für die Mitarbeit und die Diskussionsbeiträge zu diesem Buch besonders danken.

I. Einleitung

Der medizinische Laie ist heute oft erstaunlich gut über Krankheitsbilder, Medikamente und alternative Heilmethoden informiert. Geht es jedoch um psychiatrische Erkrankungen und Psychopharmaka, also Mittel, die zur Therapie dieser Leiden verwendet werden, ist dies nicht der Fall. So schnell man im Alltag mit dem Urteil bei der Hand ist, jemand sei verrückt, so groß ist die Unsicherheit, wenn man zu einer differenzierten Einschätzung aufgefordert wird. Erkrankungen wie die Depression oder die Schizophrenie sind nur dem Namen nach bekannt; für nähere Begriffsbestimmungen fehlt das Wissen. Über Krankheitsformen wie die Panikstörung oder die Zwangsstörung weiß kaum jemand Bescheid. Entsprechend niedrig ist der Kenntnisstand über die verschiedenen Therapieformen, die der Psychiatrie für die jeweiligen Fälle zur Verfügung stehen. Dies gilt vor allem für die Psychopharmaka. Selbst die wichtigsten Medikamentengruppen sind nur wenigen Menschen geläufig.

Eine wichtige Ursache für dieses Informationsdefizit ist die Komplexität der psychiatrischen Erkrankungen und Therapien sowie die Entwicklungsgeschwindigkeit im Forschungsfach Psychiatrie. Konzepte, die vor wenigen Jahren noch gültig waren, sind heute durch neue Erfahrungen und Entdeckungen überholt. Dabei wird immer deutlicher, daß sich viele der hergebrachten Begriffe und Einteilungen nicht mehr mit der einst erstrebten Eindeutigkeit aufrechterhalten lassen. Scheinbar distinkte Krankheitsbilder weisen Überschneidungen auf; zwischen Normalverhalten und psychiatrischen Krankheiten kennt man fließende Übergänge.

So ist selbst im herkömmlichen ärztlichen Krankheitsverständnis nicht ohne weiteres klar, wie Depressionen, Angstzustände und Zwangsstörungen mit Migräne zusammenhängen könnten. Sie kommen häufig zusammen vor. Aber es hilft dem Migränekranken nicht, wenn er weiß, daß er ein erhöhtes Risiko hat, auch noch depressiv zu werden. Diesen Zusammenhang im Rahmen eines biologischen Krankheitskonzeptes erklären zu können, nützt dem Betroffenen schon eher. In diesem Konzept kommen die genannten Krankheitsbilder durch den krankhaft veränderten Stoffwechsel des Serotonins, eines wichtigen Botenstoffes im Gehirn, zustande. Störungen im Serotoninsystem führen unter anderem zu Migränekopfschmerz, depressiver Stimmung, Angstzuständen und Zwangsstörungen. Die Klärung dieses Zusammenhangs stellt nicht allein einen wichtigen Schritt in der modernen Psychopharmakaforschung dar. Die Erkenntnisse über die Wirkungsweise des Serotonins führten zur Entwicklung hochpotenter Wirkstoffe – nicht allein gegen Migräne, sondern auch gegen Depressionen, Ängste und Zwänge. Das neue Migränemittel Sumatriptan wirkt an Serotoninbindungsstellen im Gehirn. Bei aller gebotenen Vorsicht in bezug auf noch unklare Nebenwirkungen erweist sich die Substanz als sehr wirksam. Sie beschert mittlerweile vielen Migränepatienten im Anfall eine Schmerzfreiheit, auf die sie nicht mehr zu hoffen wagten. Die bis vor einigen Jahren stagnierende Migräneforschung ist durch diese Entdeckung so stark angeregt worden, daß von dem neuen Therapieansatz weitere Erfolge zu erhoffen sind.

Im Rahmen der Erforschung des Serotoninsystems wurden aber auch wirksame Medikamente gegen depressive Zustände, Angst- und Zwangsstörungen entwickelt. Auffällig ist dabei, daß Patienten und Angehörige das Migränemittel mit beachtlicher Nüchternheit bewerten. Chancen und Risiken, Therapieerfolg und Nebenwirkungen werden ohne erkennbare Voreingenommenheit gegeneinander abgewogen. Die anderen Serotoninregler, also Mittel aus derselben Wirkstoffgruppe, die zur Behandlung der als klassisch geltenden psychiatrischen Erkrankungen eingesetzt werden, betrachtet man jedoch mit großen Vorbehalten. Dies merkt man bereits an den negativ klingenden Begriffsumschreibungen wie z. B. „Chemie für die Seele" oder „Stimmungsdrogen".

In den folgenden Kapiteln sollen Wirkungsweise, Anwendungsmöglichkeiten und Nebenwirkungen von Psychopharmaka unter Berücksichtigung der Erfahrung und des verfügbaren

Wissens aus international anerkannten, empirischen Befunden und Studien erläutert werden. Im Rahmen dieser Informationen ist es freilich nicht ohne Belang, wie Psychopharmaka aus der Sicht von Nicht-Fachleuten eingeschätzt werden. Manche Kritik ist berechtigt und hilft sowohl dem Arzt als auch dem Forscher, die therapeutischen Möglichkeiten zu verbessern. Aber auch Urteile, die einen eher emotionalen Hintergrund haben, müssen ernstgenommen werden und Berücksichtigung finden. In der Hauptsache sollen jedoch die nicht immer einfachen, medizinisch-wissenschaftlich belegten Zusammenhänge der Psychopharmakotherapie zur Sprache kommen.

Dabei besteht die erste Hürde bereits darin, daß es unklar ist, was überhaupt unter einem Psychopharmakon zu verstehen ist. Der Ausdruck „Psychopharmakon" selbst findet sich bereits im Mittelalter bei Reinhardus Lorchius aus Hadamar (Hadamarius), der 1548 unter dem Titel *Psychopharmacon, hoc est: medicina animae* eine Sammlung von Trost- und Sterbegebeten herausgegeben hat. Das, was man seither unter einer „Medizin für die Seele" verstand, ist sowohl inhaltlich als auch begrifflich vielfältigen Wandlungen unterworfen gewesen. Heute bezeichnen wir als Psychopharmaka all diejenigen Substanzen, für die nach kurzfristiger oder langfristiger Gabe zweifelsfrei ein Effekt auf die Psyche nachweisbar ist. Dabei muß außerdem sichergestellt sein, daß die psychischen Wirkungen nicht nur scheinbar von der Substanz herrühren. Es handelt sich in einem solchen Fall um einen Placeboeffekt, d. h. eine Wirkung eines Scheinpräparates, das keinerlei pharmakologisch wirksame Substanz enthält. Solche psychischen Placeboeffekte sind nicht selten und müssen durch methodisch einwandfreie Studien ausgeschlossen sein. Nun können letztlich viele chemische Substanzen neben ihren Wirkungen auf den übrigen Körper auch psychotrop wirken, also psychische Effekte hervorrufen. Zu den Psychopharmaka soll hier jedoch nur eine kleine Gruppe von speziell definierten Wirksubstanzen gerechnet werden. Schmerzmittel, Mittel gegen Epilepsien und gegen die Parkinsonsche Erkrankung eingesetzte Medikamente wirken auch psychotrop, gehören aber nicht zum engeren Spektrum der Psychopharmaka. Das gilt ebenso für die in den anderen Bereichen der Medizin verwendeten Substanzen, die nicht wegen ihrer psychischen Eigenwirkung eingesetzt werden. Auch Drogen, wie etwa Alkohol, Haschisch oder LSD haben zweifelsfrei eine psychotrope Wirkung, zählen jedoch nicht zu den Psychopharmaka, weil sie nicht als Medikamente zur Behandlung psychiatrischer Störungen anzusehen sind.

Diese Formulierung enthält implizit die Forderung, daß für Psychopharmaka ein Wirksamkeitsnachweis erbracht werden muß. Das bedeutet letztlich, daß sie bei der Behandlung eines Krankheitszustandes bessere Wirkung erzielen als ein Placebopräparat oder als ein anderes, schon als wirksam erkanntes Vergleichspräparat. Zwei Dinge bedürfen hierzu der näheren Erklärung. Bei psychischen Störungen handelt es sich um Krankheiten, deren biologisches Korrelat u.a. ein gestörter Stoffwechsel verschiedener Botenstoffe im Gehirn ist. Derzeit hat man weder für alle psychiatrischen Krankheiten eine genaue Vorstellung von den gestörten biologischen Mechanismen, noch weiß man genau, aufgrund welcher Ursachen es zu diesen Störungen kommt. Diese Ursachen könnten nach heutigen Hypothesen beispielsweise genetisch begründet sein, eventuell durch bestimmte Viren mitausgelöst sein oder durch gewisse Lebensumstände zum Tragen kommen. Es handelt sich aber bei der Behandlung der psychiatrischen Krankheitserscheinungen mittels Psychopharmaka ebenso um eine medizinische Therapie, wie sie auch die Insulingabe beim zuckerkranken Patienten darstellt. Niemand diskreditiert die Insulingabe bei krankhaft erhöhtem Blutzucker, weil sie das *Wesen* der Zuckerkrankheit nicht erfaßt. Die Frage, ob es überhaupt das Wesen einer Krankheit gibt, kann natürlich nicht in diesem Zusammenhang geklärt werden. Auch diejenigen, die bei der Kritik der Psychopharmakotherapie damit argumentieren, bleiben eine solche Diskussion schuldig. Das natürliche Empfinden scheint ihnen dennoch auf Anhieb Recht zu geben. Man ist intuitiv geneigt, in Phänomenen wie Wahn, Denkstörungen oder melancholischer Stimmung an das Wesentliche im Menschen und damit zugleich an ganz spezielle Gründe solcher Erkrankungen zu denken. Jeder fühlt, daß hier etwas Entscheidenderes tangiert wird, als es Blutzuckerwerte je sein können. Anstatt allein der Intuition zu trauen, sollte man jedoch eine differenzierte Analyse vornehmen. Auch eine optimale Insulintherapie – sei es durch Spritzen von Insulin, durch ein computergesteuertes Insulinpumpsystem oder letztlich durch Transplantation von insulinproduzierendem Gewebe aus einer Bauchspeicheldrüse – kann immer nur das eine: die ausgefallene Funktion möglichst gut ersetzen. Dennoch bezeichnet man das Insulin nicht als *chemische Krücke* des Diabetikers. Man sieht darin vielmehr eine wirksame Therapie, auch wenn sie die Bauchspeicheldrüse nicht wieder funktionstüchtig macht. Auch die Schulung des Diabetikers, alle Aufklärung und Betreuung dienen letztendlich dem Ziel, den Blutzuckerspiegel vor großen, als krankhaft definierten Schwankungen zu bewahren. Man will die Funktion einer gesunden Bauchspeicheldrüse so exakt wie möglich nachahmen. Nur dann werden die gravierenden Spätfolgen einer Zuckerkrankheit vermieden. Nach dem Wesen der Krankheit fragt man hier nicht.

Genauso sollte auch die Wirkungsweise von Psychopharmaka verstanden werden. Auch sie erfassen nicht das Wesen der Depression. Sie sollen nur, und darin müssen sie weiter optimiert werden, das nicht mehr funktionierende Regelsystem – beispielsweise des Serotonins im Gehirn – so gut es geht wieder in eine natürliche Ordnung bringen. So wie man dem Insulin nicht den Vorwurf machen kann, es erfasse nicht das *Eigentliche* der Zuckerkrankheit, kann man einem Antidepressivum nicht vorwerfen, es erfasse nicht das Eigentliche der Depression. Daß eine Krankheit gravierende Folgen für das Leben eines Menschen haben kann, mit denen er fertig werden muß, gilt hier wie da. In beiden Fällen muß es aber in der medikamentösen Behandlungsstrategie nüchtern darum gehen, das zu optimieren, was optimierbar ist. Dies geschieht eben durch den – methodisch möglichst genauen – Wirksamkeitsnachweis für das betreffende Krankheitsbild.

Hier bedarf es einer zweiten Erläuterung. Die Definition der Krankheitsbilder in der Psychiatrie befindet sich im Umbruch. Darauf wird bei der Besprechung der einzelnen Psychopharmakagruppen noch einzugehen sein. Das Ausmaß der Neuerungen wird am ehesten am Begriff der Neurose klar. Während der Neurosebegriff noch in aller (Laien-)Munde ist, wurde er bereits vor Jahren in der amerikanischen (und international anerkannten) Klassifizierung psychiatrischer Krankheiten aufgegeben. International anerkannte Experten haben sich längst darauf geeinigt, daß es das, was man gemeinhin als Neurose bezeichnet, in dem neuen Konzept nicht mehr gibt. Die alte Einteilung psychiatrischer Krankheiten beruhte auf ätiologischen Gesichtspunkten. Die vermeintliche Ursache der Krankheit war der Ausgangspunkt einer diagnostischen Einteilung. Die neue Klassifikation beruht dagegen auf phänomenologischen Kriterien, also auf der primär nur beschreibenden Darstellung und Einteilung der Krankheitsbilder. Dadurch wird vermieden, eine Erklärung in ein Krankheitsbild hineinzulegen, die man noch gar nicht hat. In der alten Vorstellung glaubte man, daß Neurosen einen rein psychischen Ursprung haben, Psychosen wie die Schizophrenie (also die eigentlichen Geisteskrankheiten) aber körperlich bedingt seien. Diese Unterscheidung trägt nicht mehr. Über die (vermuteten biologischen) Ursachen der verschiedenen Krankheitsbilder weiß man noch nicht ausreichend Bescheid. Daher hat man sich darauf geeinigt, nur das klar Beschreibbare zur Krankheitsdefinition heranzuziehen wie beispielsweise den Grad und die Art der depressiven Stimmung. Diese Form der Einteilung setzt sich auch in anderen Gebieten der Medizin durch. In der Neurologie wird die Einteilung der Kopfschmerzen jetzt ebenfalls nach rein phänomenologischen Gesichtspunkten vorgenommen. Damit ist es aber auch gelungen, Krankheitsbilder neu zu definieren und besser zu behandeln, die früher in den Neurosen oder den Persönlichkeitsstörungen untergingen. So kennen wir heute verschiedene Formen der Angsterkrankungen wie etwa Panikstörungen, die vor etwa zwei Jahrzehnten noch nicht definiert waren. Das macht aber auch deutlich, daß dort, wo die Einteilung der psychischen Krankheiten schwankt, auch eine Zuordnung der Medikamente, deren Wirksamkeit auf psychische Krankheiten geprüft werden soll, schwerer fällt. Im Moment hilft man sich noch so, daß alte Einteilungsformen beibehalten werden, einzelne Präparate jedoch nach ihrem Wirkspektrum differenziert beurteilt werden. So sollen auch in diesem Buch die Psychopharmaka in der bisher üblichen Weise untergliedert werden:

- *Antidepressiva,* als die Gruppe von Medikamenten, die im wesentlichen Depressionen bekämpfen helfen, aber heute besonders auch bei Angsterkrankungen eingesetzt werden.
- *Neuroleptika,* die gegen wichtige Merkmale psychotischen Geschehens, wie etwa Wahn oder Halluzinationen, gerichtet sind; sie sind auch zur Sedation bei schwerer Erregung indiziert.
- *Tranquilizer* sind Beruhigungsmittel mit einer schnell wirkenden angstlösenden Komponente.
- *Hypnotika* sind Schlafmittel; diese Gruppe setzt sich aus sehr verschiedenen Substanzen zusammen.

Es soll an dieser Stelle besonders darauf hingewiesen werden, daß Antidepressiva nicht nur Depressionen, sondern u.a. auch chronische Schmerzen sowie Angst- und Zwangszustände lindern. Tranquilizer beruhigen nicht nur, sondern können auch eine schwere Hemmung oder wahnhafte Erstarrung (Stupor) lösen helfen. Gerade diese Befunde der modernen Psychopharmakologie und das eingangs beschriebene Beispiel aus der Migräneforschung machen deutlich, welchen Stellenwert der Forschung mit Psychopharmaka in der Psychiatrie und den gesamten Neurowissenschaften zukommt. Ihre klinische Wirksamkeit auf bestimmte psychiatrische Krankheitsbilder erlaubt eine daran gekoppelte, erfolgversprechende Forschungsstrategie. Wirkmechanismen von Psychopharmaka geben indirekt Aufschluß über die neurobiologischen Grundlagen psychischer Störungen. Das öffnet uns ein *Fenster zum Gehirn* (window to the brain). Spekulationen über das Wesen der Migräne und der Depression haben letztlich nicht zu wirkungsvollen Medikamenten geführt. Erst die Verortung des biologischen Zusammenhangs im Serotoninsystem konnte das leisten.

Ihren vollen Wert können Psychopharmaka natürlich erst dann entfalten, wenn sie in einem *Gesamtbehandlungsplan*, der eine optimale Therapiestrategie für den Patienten beinhaltet, eingebettet sind. Es reicht heute nicht mehr aus, etwa in Langzeitstudien nachzuweisen, daß ein Medikament die Häufigkeit von Krankheitsepisoden zu verringern vermag. Ebenso muß abgesichert werden, daß die Lebensqualität des Patienten verbessert wird. Welche anderen Therapieverfahren hierzu mit am besten geeignet sind, muß mit empirischen Methoden überprüft werden. Verhaltenstherapie und tiefenpsychologische Methoden müssen sich dieser Prüfung ebenso unterziehen wie sozialtherapeutische Maßnahmen.

II. Geschichte der somatischen Therapien bei Geisteskrankheiten

Die Psychopharmakotherapie ist eine somatische Therapie für seelische Krankheiten, die eine biologische (noch nicht im einzelnen aufgeklärte) Ursache haben.

Psychopharmakologisch wirksame Substanzen zu finden, um Geisteskrankheiten therapieren zu können, ist ein Interesse mit langer Tradition. *Reserpin*, ein Alkaloidwirkstoff aus den Blättern des Rauwolfiastrauches, wurde in Indien bereits vor Jahrhunderten verabreicht. Es diente der Beruhigung von Patienten, die unter Wahnvorstellungen litten. Es wurde 1954 von dem Amerikaner N. Kline in die Psychopharmakotherapie eingeführt. Durchaus wirksam, verlor es aber wegen seiner stark blutdrucksenkenden (Neben-)Wirkung bald wieder an Bedeutung. Außerdem hatte eine andere Gruppe von Medikamenten das Interesse der Psychiater geweckt. Die Entwicklung des Neuroleptikums *Chlorpromazin* wird im allgemeinen als die Geburtsstunde der modernen Psychopharmakotherapie bezeichnet. Wer die Euphorie der Ärzte verstehen will, daß es erstmals gelang, den Patienten Wahn und Halluzinationen zu nehmen, muß sich den Stand der Behandlungsmöglichkeiten zu dieser Zeit vor Augen führen. Versuche, Wahnsinn oder Geistesstörungen mittels somatischer Methoden, d.h. durch Einwirkung auf körperlich verstandene Funktionen, zu behandeln, waren mitunter drastischer Natur. Aderlässe, plötzliches Untertauchen in kaltes Wasser, Gabe von Brechdurchfall auslösenden Mitteln gehörten ebenso dazu wie das Setzen pfenniggroßer Verbrennungen oder das Einlegen von Haarseilen zur Auslösung von eiternden Wunden. Eine Art Standardtherapie gab es dann später lediglich bei der Behandlung der Progressiven Paralyse, der geistigen Verwirrung als Spätstadium einer unbehandelten Syphilis. Sie wurde mit *Malariatherapie* behandelt.

Gegen Ende des 19. Jahrhunderts prüfte J. W. von Jauregg *Fiebertherapien* für die Behandlung von Wahnkranken. Fieber wurde dabei künstlich erzeugt durch Typhus- oder Tuberkuloseimpfstoffe oder durch Injektion von Schwefelöl. Noch bis in die vierziger Jahre unseres Jahrhunderts wurden in Deutschland hierzu medikamentöse Fertigpräparate von lebenden und toten Bakteriengemischen *(Saprovitan, Pyrifer)* verkauft.

Daneben gab es die sogenannte *Schlaftherapie.* Dabei handelte es sich um eine künstlich induzierte Dauernarkose von fünf bis zehn Tagen. Sie nahm für sich in Anspruch, als erste somatische Behandlungsform schizophreniespezifisch zu sein. Sie wurde 1920 von J. Klaesi für diesen Indikationsbereich eingeführt. Das verwendete Medikament hieß *Somnifen.* Es war ein Hypnotikum, chemisch ein Abkömmling der Barbitursäure. Die Therapie hatte eine Sterblichkeitsrate von zehn Prozent. Viel später wurde noch einmal versucht, durch Anwendung von *Chlorpromazin* zusammen mit den Barbituraten die Narkosetherapie sicherer zu gestalten. Wegen der guten Eigenwirkung von Chlorpromazin gab man dies jedoch auf. Noch 1990 hatte sich eine ärztliche Kommission in Australien mit den tödlichen Folgen der Schlaftherapie zu befassen. Im Rahmen eines Strafprozesses gegen die behandelnden Ärzte wurde die Schlaftherapie mit Barbituraten für gefährlich und therapeutisch wirkungslos befunden. Hierzulande verlor sie schon ab Mitte der dreißiger Jahre wegen der aufkommenden Insulin-Koma-Therapie an Bedeutung.

1935 begann M. J. Sakel an der Universitätsklinik in Wien, schizophrene Patienten zur Behandlung in ein mit Insulin ausgelöstes Koma zu versetzen. Neben der tiefen Bewußtlosigkeit führte dies zu einer schweren Unterzuckerung im Blut, dem hypoglykämischen Schock. Die Therapie war demzufolge mit einem hohen Sterblichkeitsrisiko behaftet. Schon damals warnten Internisten auch vor den gravierenden Gehirnschäden, die durch die Unterzuckerung hervorgerufen würden. Dennoch war die *Insulin-Koma-Therapie* 1937 eines der Hauptthemen auf dem ersten großen Kongreß über Behandlungsstrategien bei der Schizophrenie. Seit den sechziger Jahren hat sie praktisch keine Bedeutung mehr.

Dagegen spielt die *Elektrokrampftherapie* noch eine wichtige Rolle, insbesondere in den angloamerikanischen Ländern.

Bei der Notwendigkeit, eine Depression oder eine *katatonische Starre*, eine völlige Bewegungslosigkeit, die besonders bei schizophrenen Patienten anzutreffen ist, sehr schnell zu lösen, ist die Methode heute unentbehrlich. Ihr Vorläufer war die medikamentöse Auslösung von Krampfanfällen. L. von Meduna benutzte hierzu zunächst Kampfer, der auch schon früher Wahnkranken verabreicht worden war, ab 1935 dann das Konvulsivum Cardiazol.

Ab 1938 verwendete man zur Krampfauslösung elektrische Stromstöße am Gehirn, die mittels am Kopf befestigter Elektroden ausgelöst wurden. Dabei verlagerte sich der Anwendungsbereich der Elektrokrampftherapie immer mehr von der Schizophrenietherapie auf die Behandlung schwerer Formen von Depression. Sie ist eine der wenigen somatischen Behandlungsformen, die neben medikamentösen Therapien heute noch von Bedeutung ist. Dabei wird sie beispielsweise in Großbritannien etwa fünfzigmal häufiger angewandt als in Deutschland.

Ebenso verbreitet wie die Elektrokrampfbehandlung war seinerzeit die *Lobotomie*. Dabei handelt es sich um die (psycho-)chirurgische Durchtrennung bestimmter Nervenverbindungen im vorderen Teil des Gehirns. Hierdurch sollten kreisende Erregungen im Gehirn unterbrochen werden. Obwohl Erfolge der Therapie nicht klar belegt werden konnten, steigerte sich die Zahl dieser Eingriffe in den USA von 150, vorgenommen im Jahr 1945 in 49 Kliniken, auf ca. 5000 im Jahr 1949 in 248 Kliniken. In den USA reiste 1947 der Neurologe W. Freeman in einem Wohnmobil von Klinik zu Klinik, um solche Lobotomien durch die Augenhöhle hindurch vorzunehmen. Nicht selten hatte das katastrophale Folgen für die Patienten. In Deutschland konnte sich die Therapie zu keiner Zeit etablieren.

Vor dem Beginn der modernen medikamentösen Therapiemöglichkeiten bestand die somatische Behandlung der Geisteskrankheiten aus Verfahren dieser Art, eventuell noch ergänzt durch Abzug von Gehirnflüssigkeit mit anschließender Wiederauffüllung durch Luft, die *Liqorentzugstherapie*. Es gab weder für Schizophrenie und Depression ein plausibles biochemisches

Erklärungsmodell noch rational begründete pharmakologische Therapieansätze. Eine Vorläuferrolle für die psychiatrische Pharmakotherapie spielte die Droge LSD. 1943 wurde von A. Hoffmann entdeckt, daß diese Substanz Halluzinationen hervorruft. Damit war die Hoffnung verbunden, auf diese Weise experimentell Psychosen auslösen und erforschen zu können. Dies war ein Ansatzpunkt für somatische Erklärungsversuche zur Entstehung einer Psychose. Man wollte so den vermuteten Stoffwechseldefekt finden, der zur Anhäufung psychoseauslösender Substanzen im Gehirn führen sollte. LSD wurde immerhin vorübergehend als Medikament unter dem Namen *Delyis* eingeführt, allerdings ohne daß sein Anwendungsbereich klar umrissen gewesen wäre.

Die moderne Psychopharmakotherapie begann letztlich mit der Synthese des Neuroleptikums *Chlorpromazin*. Chemisch gehört die Substanz zu den Phenothiazinen. In dieser Gruppe werden auch Farbstoffe wie beispielsweise das Methylenblau zusammengefaßt. Die theoretische Annahme, daß bei biochemischer Verwandtschaft auch eine gewisse klinische Wirksamkeit postuliert werden kann, findet hierin eine eindrucksvolle historische Bestätigung. P. Ehrlich setzte Methylenblau zur Behandlung von Malaria ein. Gegen Ende des 19. Jahrhunderts wurde es aber ebenfalls gegen nervöse Kopfschmerzen, Migräne und zur Behandlung von erregten und halluzinierenden Patienten verwendet. Das geriet in Vergessenheit, und der Durchbruch der Phenothiazinbehandlung in der Psychiatrie fand erst fünfzig Jahre später statt. Der Umweg führte über die Forschung an den Antihistaminika. Dabei handelt es sich um Medikamente, die durch das Histamin ausgelöste allergische Reaktionen verhindern. In der französischen Pharmafirma Rhône-Poulenc arbeitete man zu dieser Zeit sowohl an der Weiterentwicklung der Antihistaminika als auch der Phenothiazine. Dabei war ein Phenothiazinderivat mit ausgesprochen antihistaminer Wirkung aufgefallen, das *Promethazin*. Es ist heute noch als *Atosil* im Handel.

Ein an einem französischen Militärhospital tätiger Chirurg, H. Laborit, wendete Antihistaminika an, um die bei Operationen auftretenden körperlichen Streßzustände zu mildern. Er erkannte aber auch als erster die dämpfenden und schmerzlindernden Effekte dieser Substanzgruppe. Hierdurch angeregt, wurden mit Blick auf die Anwendung in der Anästhesie die Antihistaminika und Phenothiazine weiterentwickelt und aus Promazin das *Chlorpromazin* synthetisiert.

In dieser Zeit versuchte man, erregte Patienten im wesentlichen mit den schlaffördernden Barbituraten zu beruhigen. Schon 1951 beobachtete man, daß bei der Behandlung von manischen Erregungszuständen das Chlorpromazin die Wirkung der Barbiturate potenzieren konnte. Die erste Veröffentlichung über die eigenständige Wirkung des Chlorpromazins stammt von J. Delay, Professor an der Pariser Universitätsklinik für Psychiatrie, und seinem Assistenten P. Deniker. Ein Chirurg hatte Delay 1951 über die dämpfenden Effekte einer neuen Substanz berichtet. Delay forderte Proben an und verabreichte sie sechs psychotischen Patienten. Einer Krankenschwester, die die Patienten täglich beobachtete, fiel deren eindrucksvolle Veränderung zuerst auf. Es folgten zahlreiche Untersuchungen und Veröffentlichungen auch anderer Wissenschaftler. Bereits 1953 war die Wirkung von Chlorpromazin auf Patienten mit schweren Erregungszuständen allgemein anerkannt. Im Mai 1954 kam das Mittel unter dem Namen *Thorazine* auf den amerikanischen Markt. Es ist dort, anders als in Deutschland, heute noch erhältlich. Etwa ein Jahr zuvor war es hier als *Megaphen* eingeführt worden. Seither ist es gelungen, aus den bekannten Substanzen eine Reihe von wirksamen Neuroleptika weiterzuentwickeln. Aber auch gänzlich neue Substanzklassen, die bei vielen psychiatrischen Erkrankungen wirksam sind, wurden entdeckt.

Der Abriß über die wichtigsten Stationen der somatischen Therapie bei Geisteskranken und psychisch gestörten Patienten kann folgendes verdeutlichen. Manche Gegner der Psychopharmaka, speziell der Neuroleptika, halten die früheren Methoden für humaner als die heutigen *„chemischen Keulen"*. Methoden wie Insulin-Koma-Therapie und Lobotomie standen und stehen nicht auf wissenschaftlichem Boden. Sie werden als

Therapie nicht mehr ernstgenommen, ganz zu schweigen von ihren Nebenwirkungen. Mechanisch brachiale Maßnahmen wie Einsperren in Tobsuchtszellen, Anlegen von Zwangsjacken oder Untertauchen in eiskaltes Wasser hatten auch früher keinerlei therapeutischen Effekt. Eine „chemische Zwangsjacke" diesen Methoden als inhuman gegenüberzustellen bedürfte besserer Gründe, als sie gemeinhin angeführt werden. Denn der erste tatsächlich meßbare Erfolg nach Einführung der Neuroleptika war die Abnahme von Gewalt in psychiatrischen Kliniken. Die Anzahl der Fixierungen und Isolierungen von Patienten ging beispielsweise in den psychiatrischen Abteilungen im Staat New York zwischen 1955 und 1960 parallel mit vermehrter Neuroleptikagabe von 25 pro 100 000 Behandlungstagen auf zwei zurück (1)*. Die heute als so wichtig angesehenen sozialpsychiatrischen Maßnahmen sind nur durch die langfristige Stabilisierung mit Hilfe von Psychopharmaka denkbar. Es ist nicht vorstellbar, wie ohne diese Medikamente der Weg der Kranken heraus aus den psychiatrischen Anstalten möglich gewesen wäre.

Ebenso muß hervorgehoben werden, daß alle bis dahin propagierten Maßnahmen keine biochemische Erklärung für Geisteskrankheiten geben konnten. Erst die Psychopharmaka ermöglichten es, ein pathobiochemisches Konstrukt für psychische Erkrankungen zu erstellen, das dem heutigen Niveau medizinischer Forschung adäquat ist. Dies ist nicht allein von Bedeutung für die psychiatrische Theorienbildung. Insbesondere ermöglicht ein solcher Ansatz erstmals die gezielte Weiterentwicklung und Neukonstruktion wirksamer Medikamente. Das wird auch anhand der Entwicklung anderer Psychopharmakagruppen deutlich.

Die Entwicklung antidepressiver Substanzen begann mit der Beschreibung der therapeutischen Wirksamkeit des *Imipramins* bei depressiven Patienten. Der Schweizer Psychiater R. Kuhn hatte sich seit der Entdeckung des Chlorpromazins

* Ziffern in Klammern verweisen auf den Abschnitt „Spezielle Literaturhinweise" am Ende des Bandes.

mehrfach mit der klinischen Erprobung von potentiellen Psychopharmaka befaßt. Im Rahmen dieser Untersuchungen behandelte er Patienten mit unterschiedlichen psychiatrischen Krankheitsbildern mit Imipramin. Er beschrieb dessen Wirkung als schwaches Chlorpromazin. Dann engte er seine Untersuchungen auf depressive Patienten ein. Er beobachtete, daß Imipramin die Stimmung aufhellen und die depressive Gehemmtheit aufheben konnte. Ähnlich wirkende Substanzen wurden in der Folgezeit als *Thymoleptika* bezeichnet. Diese Bezeichnung ist jedoch nicht mehr gebräuchlich. Die auch heute noch sehr wichtige Gruppe der *trizyklischen Antidepressiva* leitet sich chemisch vom Imipramin ab. In der Folgezeit wurden innerhalb der Gruppe Substanzen gefunden, die entweder mehr antriebsteigernde oder eher antriebsdämpfende und sedierende Wirkung haben. Ebenfalls 1957 wurde von amerikanischen Psychiatern beschrieben, daß sich *Iproniazid* zur Behandlung depressiver Patienten eigne. Es handelte sich um ein zur Tuberkulosebekämpfung eingesetztes Mittel aus der Gruppe der Monoaminoxidasehemmer (MAO-Hemmer). Es ist strukturchemisch mit Imipramin verwandt. Die neueste Entwicklung in diesem Bereich sind die antidepressiv wirkenden Serotonin-Rückaufnahmehemmer.

Ein weiteres wichtiges Kapitel neben den Behandlungsmöglichkeiten der früher als Geistes- oder Wahnkrankheiten verstandenen Psychoseformen sind Schlaf- und Beruhigungsmittel. Schon 1903 wurde die Diäthylbarbitursäure als *Veronal* auf den Markt gebracht, nachdem ihre schlaffördernde Wirkung erkannt worden war. Daneben wurde das Präparat für eine Vielzahl psychischer Störungen empfohlen und eingesetzt. Psychotherapeuten gaben die Substanz ihren Patienten, um Psychotherapie überhaupt erst zu ermöglichen, denn Veronal sollte Patienten mit psychotischen Krankheitszeichen das Sprechen über unangenehme Wahninhalte und Halluzinationen erleichtern. Alle Abkömmlinge der Barbitursäure wirken dosisabhängig unterschiedlich stark sedierend. Zunächst beruhigen sie, dann wirken sie einschläfernd, schließlich narkotisch mit Bewußtseinsverlust bis hin zum Atemstillstand. Sie erzeugen rasch Abhängigkeit und können sich im Körper anreichern. Dies führte leicht zu Vergiftungen. Auch die Möglichkeit, mit ihnen einen Selbstmord zu begehen, machten sie zu gefährlichen Schlafmitteln. Sie sind als Schlaf- und Beruhigungsmittel heute eher ungebräuchlich.

Einen entscheidenden Fortschritt brachten dann die *Benzodiazepine*. Auf der Suche nach Substanzen, die entspannend auf die Muskulatur wirken, war 1946 zunächst das *Meprobamat* aus dem Mephensin entwickelt worden. Seine sedative und angstlösende Wirkung nutzte man jedoch erst später aus. Es kann als der erste moderne Tranquilizer bezeichnet werden. 1960 wurde das *Chlordiazepoxid* eingeführt, der erste Vertreter der Benzodiazepine. 1963 folgte das *Valium*® (Diazepam). Die Benzodiazepine stellen heute die mit Abstand wichtigste und am weitesten verbreitete Gruppe von Schlaf- und Beruhigungsmitteln dar.

Die Psychopharmaka fanden ab den sechziger Jahren eine ungeheuer rasche Verbreitung. Manche sprechen geradezu von einer Psychopharmakaeuphorie. Die erweiterten Kenntnisse über ihr Nebenwirkungspotential, die mögliche Abhängigkeitsentwicklung von Benzodiazepinen, die Verabreichung oft auch gegen den Willen des Patienten sowie eine nicht immer rational begründete Verordnungspraxis waren Ansatzpunkte für eine weitreichende Kritik. Sie bilden einen der Hauptpfeiler der allgemeinen Psychiatriekritik. Schlagworte wie die vom „sanften Mord“ durch Psychopharmaka und Forderungen nach dem Verbot des Einsatzes von Neuroleptika sind der extreme Ausdruck solcher Kritik und gipfeln in der sogenannten *Antipsychiatrie*. In den letzten Jahren hat jedoch eine zunehmend rationale Forschung sich mit dem Problem der Einstellung gegenüber Psychopharmaka beschäftigt. Deren Ergebnisse sollen in Kapitel XI die Frage nach der Akzeptanz von Psychopharmaka erhellen helfen.

III. Wirkungsmechanismus von Psychopharmaka

Der Ort, an welchem Psychopharmaka ihre Wirkung entfalten, ist die *Synapse.* Dies ist eine Verbindungsstelle von einem Nerven zu einem anderen, die es Nervenzellen ermöglicht, untereinander zu kommunizieren. Um die Wirkungsweise von Psychopharmaka zu verstehen, soll zunächst die Bedeutung ihres Wirkortes verständlich gemacht werden.

1. Signalvermittlung im neuronalen Netzwerk

Das Gehirn besteht aus Nervenzellen, den *Neuronen,* Stütz- und Ernährungsquellen, der *Glia* und einem gewissen Anteil von *Bindegewebe.* Man schätzt den Bestand an Neuronen eines menschlichen Gehirns auf etwa 50 bis 100 Milliarden. Das Neuron besteht aus einem Zellkörper und einer Vielzahl von sich verästelnden Fortsätzen, den *Dendriten.* Die Dendriten und der Zellkörper erhalten von anderen Nervenzellen Informationen in Form von elektrischen Strömen. Die Nervenzelle selbst gibt ihrerseits solche Informationen über einen einzelnen, unverzweigten Fortsatz, das *Axon,* weiter. Die Verbindungsstelle zwischen dem Ende eines Axons und der Zielzelle ist die Synapse. Sie besteht aus einem verdickten Fortsatzende des Axons *(synaptischer Endkolben),* dem synaptischen Spalt und dem postsynaptischen Gegenstück der nachgeschalteten Nervenzelle. Dabei können sowohl der Zellkörper selbst als auch die Fortsätze Ansatzpunkte für die synaptischen Endkolben sein (Abb. 1).

Über solche Primäreinheiten der Kommunikation ist jedes Neuron mit schätzungsweise bis zu 15000 anderen Neuronen verbunden. Das ergibt bei 50 bis 100 Milliarden Nervenzellen ein dreidimensionales Netzwerk von schätzungsweise 10^{14} bis 10^{15} Synapsen.

Nervenzellen kodieren Informationen in Form von elektrischen Impulsen. Sie sind nämlich in der Lage, eine elektrische Spannung zwischen dem Inneren ihres Zellkörpers und dessen

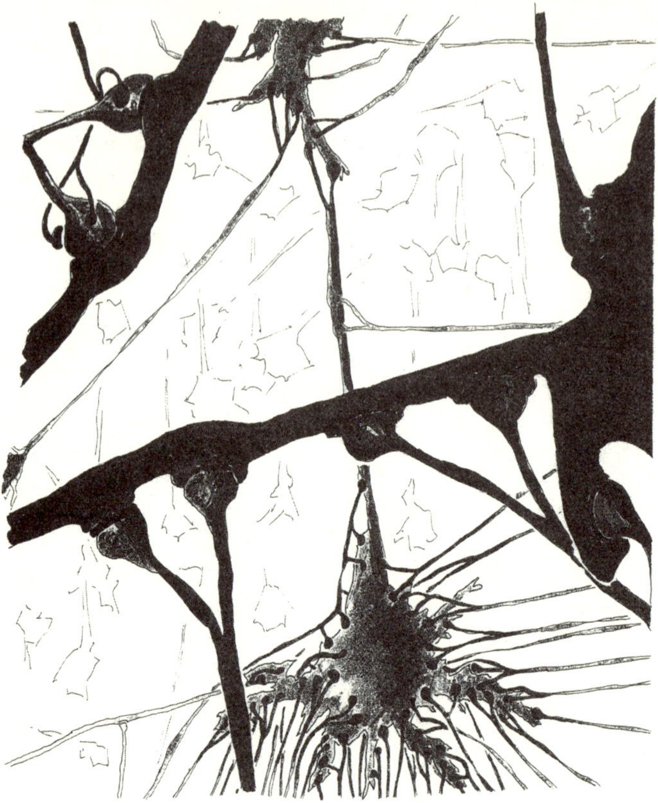

Abb. 1: Die Abbildung zeigt ein Geflecht von Nervenzellen und ihren synaptischen Endknöpfen, die am Zelleib sowie an den Dendriten anderer Nervenzellen ansetzen.

Umgebung aufzubauen. Die Trennwand, die die Entstehung dieses Ladungsunterschiedes erlaubt, ist die Zellmembran. Durch die ungleiche Verteilung von Ladungsträgern, beispielsweise Natrium-, Kalium- oder Chloridionen, kommt es zu einem Spannungsgefälle an der Zellmembran von etwa -70 mV im Vergleich von Innen zu Außen. Für elektrisch geladene Teilchen existieren Poren, die den Ladungsträgern die Diffusion durch die Zellmembran ermöglichen. Damit kein Ausgleich der Ladungen erfolgt, also das Spannungsgefälle aufgehoben würde, halten aktive Transportmechanismen unter Energieverbrauch die Ionenverteilung aufrecht. So wird ständig aktiv Na^+ aus der Zelle heraus und K^+ in die Zelle hineintransportiert.

Elektrische Impulse sind nichts anderes als eine Spannungsänderung an der Membran, und zwar bis zu deren vollständiger Umladung. Die Membraninnenseite ist dann positiv geladen, die Membranaußenseite negativ. Man bezeichnet diese Umladung als *Aktionspotential* (AP). Es stellt die kleinste elektrische Untereinheit für Information im Gehirn dar. Diese Umladung findet an einer Stelle der Membran statt und kann sich über die gesamte Länge der Fortsätze dieser Nervenfaser ausbreiten. Über bestimmte Mechanismen, die Verluste der Erregungsleitung ausgleichen können, erreicht unser Nervensystem Leitungsgeschwindigkeiten (= Fortbewegung der Umladungszonen) bis zu 120 m/sec. Die Möglichkeit, den Erregungsimpuls weiterzuleiten, ist jedoch auf die Zelle beschränkt. Das Aktionspotential überspringt *nicht* den synaptischen Spalt. Hier sorgen andere Mechanismen für die Weitergabe der Information an die nächste Zelle. Das Aktionspotential bewirkt am Ende des Axons die Ausschüttung chemischer Substanzen in den synaptischen Spalt. Diese Substanzen können von der präsynaptischen Membran zur postsynaptischen Membran diffundieren. Dort lösen sie, über Mechanismen, die für die Psychopharmakawirkung eine entscheidende Rolle spielen, wieder ein Aktionspotential aus. Die Kommunikation zwischen Nervenzellen erfolgt also durch chemische Überträger. Man bezeichnet diese Substanzen deshalb als *Transmitter.*

Nach unserer Auffassung beruhen Hirnleistungen letztlich auf der Kommunikation von Nervenzellen. Die Synapsen sind der Ort dieser Kommunikation. Transmitter sind demzufolge das materielle Substrat des Kommunikationsaustausches im Gehirn. Störungen bei der Bildung, dem Abbau oder dem Austausch von Transmittern zwischen den Gehirnzellen können zu fehlerhafter Kommunikation und damit möglicherweise zu Krankheiten im Zentralnervensystem führen. Die Signale, die durch die Transmitter über nachgeschaltete Informationssysteme vermittelt werden, können langfristig Stoffwechselvorgänge in der Zielzelle verändern und sogar beeinflussen, wie die genetische Information der Zelle abgelesen wird. Daraus ergibt sich die Definition der Psychopharmaka:

> Psychopharmaka sind Medikamente, die in der Lage sind, Störungen im Transmitterhaushalt, wie sie bei psychischen Erkrankungen auftreten, soweit wie möglich zu normalisieren. Sie können Informationsvorgänge in der Zielzelle beeinflussen, indem sie nachgeschaltete Stoffwechselvorgänge verändern.

Das Verständnis der Teilvorgänge der chemischen Signalübertragung an den Synapsen in die Zielzelle ist daher für das Verständnis der Psychopharmakawirkung entscheidend.

2. Transmitter als chemische Informationsvermittler

Der Transmitter wird im präsynaptischen Neuron synthetisiert und in kleinen Bläschen, den Vesikeln, gespeichert. Er wird aus dem Axonterminal, der kolbenförmigen Auftreibung am Ende des Nervenfortsatzes, freigesetzt (Abb. 2).

Dieser *Sekretion* oder *Release* genannte Vorgang erfolgt, wenn ein Aktionspotential oder eine definierte Frequenz von Aktionspotentialen das Nervenende erreicht. Das heißt, daß eine direkte Gabe des Transmitters dieselbe Reizantwort am postsynaptischen Neuron auslöst wie eine elektrische Stimulation des präsynaptischen Neurons bzw. seines Fortsatzes. Informationen können infolgedessen sowohl von anderen Nervenzellen als auch von chemischen Substanzen kommen, die an die entsprechenden Synapsen im Gehirn gelangen. Die Dosis der applizierten Substanz muß der durch den elektrischen Impuls freigesetzten Substanzmenge entsprechen. Wir haben es dabei mit quantitativen Vorgängen zu tun. Nicht nur die Art einer Substanz löst bestimmte Effekte aus, auch deren

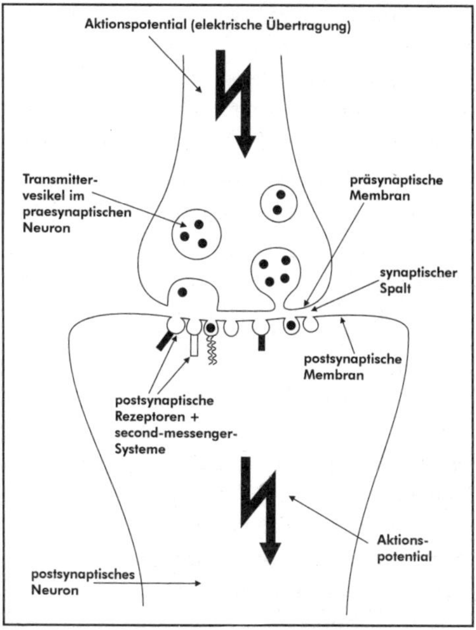

Abb. 2: Das Aktionspotential führt am Endkolben eines Nervenfortsatzes zur Freisetzung von Transmittern aus den Speichervesikeln. Sie diffundieren durch den synaptischen Spalt. Wenn sie auf passende Rezeptoren an der postsynaptischen Membran stoßen, bewirken sie über eine Kaskade von Informationssystemen nicht allein die Weitergabe des Aktionspotentials. Sie greifen auch in Stoffwechselvorgänge der Zelle bis hin zur Beeinflussung der genetischen Information ein.

Menge ist entscheidend. Dieser Hinweis soll verständlich machen, daß auch die Dosis eines Medikamentes nicht beliebig sein kann.

Die Transmitter entfalten ihre Wirkung über bestimmte Bindungsstellen, die *Rezeptoren*. Dies sind Proteine, die in der Zellmembran verankert sind. Sie ragen einerseits in den *Extrazellulärraum*, die Umgebung der Zelle, also auch in den synaptischen Spalt, hinein. Sie haben andererseits Verbindung zum Zellinnern. Bestimmte Transmitter passen zu bestimmten Rezeptoren. Diese Passung wird räumlich verstanden: Der Transmitter paßt in den Rezeptor wie der Schlüssel in ein Schloß (Abb. 3).

Ein Schlüssel kann jedoch nicht ausschließlich passen oder nicht passen. Er kann auch mehr oder weniger gut passen wie etwa ein Dietrich. Bei Rezeptoren spricht man von einer Rezeptorfamilie oder Untergruppen von bestimmten Rezeptoren, deren Vertreter untereinander gewisse Ähnlichkeiten aufweisen. Bestimmte Transmitter sind dann danach biochemisch charakterisierbar, wie gut sie auf den einen oder anderen Unterrezeptor einer Familie passen. Andere chemische Substanzen, wie beispielsweise eine bestimmte Gruppe von Psychopharmaka, können unter Umständen ebenso passen, lösen aber nicht die intendierte Signalübertragung aus. Sie blockieren dadurch den Rezeptor – so wie ein Stift ein Schloß zwar nicht aufschließt, jedoch verhindert, daß man den Schlüssel noch hineinstecken kann. Man nennt diese wirkungsfreie Anbindung eines Transmitters einen *kompetitiven Antagonismus*, die blockierenden Substanzen *kompetitive Antagonisten.*

Rezeptoren befinden sich einerseits in der postsynaptischen

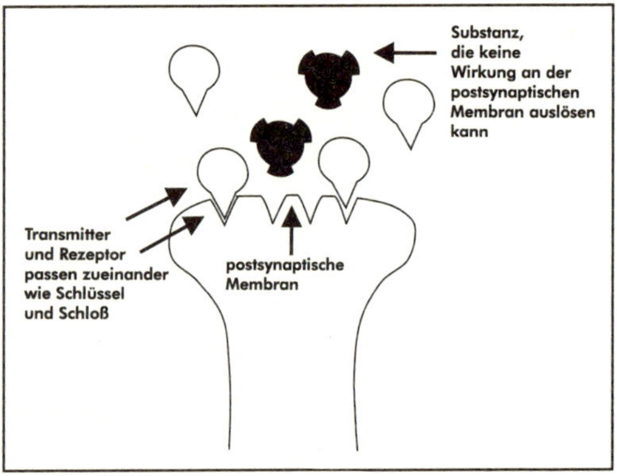

Abb. 3: Transmitter, die an der postsynaptischen Membran eine Wirkung auslösen sollen, müssen auf die Rezeptoren „passen". Dies wird als Schlüssel-Schloßmechanismus bezeichnet. Je besser ein Psychopharmakon auf einen bestimmten Rezeptor paßt, desto spezifischer ist auch seine Wirkung.

Membran. Sie können aber auch präsynaptisch lokalisiert sein. Der Sinn einer solchen Anordnung wird sich in den folgenden Beispielen erschließen. Ist die Erregungsübertragung mittels Transmitter und Rezeptor erfolgt, soll die postsynaptische Zelle für ein neues Signal wieder empfänglich sein. Der Transmitter darf infolgedessen nicht permanent anwesend sein, denn sonst könnten neu ausgeschüttete Transmitter kein Signal mehr übermitteln. Er kann wieder in das präsynaptische Neuron oder auch von den umgebenden Gliazellen aufgenommen werden. Man bezeichnet diesen Vorgang als *Reuptake* oder Rückaufnahme des Transmitters. Im Neuron oder aber außen im synaptischen Spalt kann der Transmitter auch mit Hilfe von Abbauenzymen chemisch zu unwirksamen Substanzen verstoffwechselt werden.

Die Fortschritte in den Neurowissenschaften ermöglichen es, immer neue Untereinheiten von Rezeptoren zu entdecken, bzw. neue Eigenschaften von Transmittern zu beschreiben. Für die Psychopharmakawirkung sind bisher die Transmitter *Dopamin, Noradrenalin, Serotonin* und *GABA* (Gamma-Aminobuttersäure) von besonderer Bedeutung. Die Transmittersubstanzen bestimmen die sogenannte Chemoarchitektonik des Gehirns. Während bisherige Einteilungen von Gehirnfunktionen sich am Aufbau von verwandten oder zusammenhängenden Zellstrukturen orientierten (sog. Zytoarchitektonik), benutzt die Chemoarchitektonik hierzu chemisch charakterisierte Funktionseinheiten. Anstelle von Zell- oder Bahnsystemen spricht man von Systemen, die durch ihre Transmitter bestimmt sind.

So gibt es beispielsweise dopaminerge oder serotonerge neuronale Systeme im Gehirn. Das sind Nervenverbände, die als Überträgerstoffe eben diese Transmitter verwenden. Das System ist jedoch weitaus komplexer. Neben den hier erwähnten Transmittern gibt es eine große Zahl weiterer Moleküle, Peptide und Hormone, die im Gehirn als Botenstoffe fungieren. Hier sollen jedoch nur die Mechanismen besprochen werden, die sich bislang im Rahmen der Psychopharmakawirkung als die entscheidenden erwiesen haben.

Die Rezeptoren selbst können in zwei große Klassen eingeteilt werden:

1. *Ionotroper Rezeptor:* Dieser Rezeptortyp ist durch einen integrierten Kanal für Ladungsträger gekennzeichnet. Die räumliche Anordnung der den Rezeptor bildenden Untereinheiten wird durch den Transmitter geändert. Dadurch ändert sich die Durchlässigkeit des Ionenkanals. Je nach Rezeptor kann dadurch das Membranpotential (d.i. das Spannungsgefälle an der Membran) erhöht *(Hyperpolarisation)* oder erniedrigt *(Depolarisation)* werden. Ersteres führt zu einer elektrischen Hemmung der Zielzelle, letzteres zu einer Erregung der Zielzelle. Man bezeichnet dies auch als inhibitorisches bzw. exzitatorisches postsynaptisches Potential (*IPSP* bzw. *EPSP*). Eine Summierung dieser Potentiale führt letztlich zum Auftreten oder Ausbleiben eines Aktionspotentials, also der Weitergabe oder dem Stopp eines Nervenimpulses. Beides hat Informationswert, nämlich die Information *ja* oder *nein.*

2. *Metabotroper Rezeptor:* Dies ist ein Membranproteinkomplex, der keinen eingebauten Ionenkanal enthält. Vielmehr sind hier Proteine an den Rezeptor gekoppelt, die eine Kaskade weiterer Botenstoffe, sogenannte *„second messenger"*, freisetzen. Ein wichtiger second messenger ist das cAMP (Cyclo-Adenosinmonophosphat). Es wird durch ein Enzym, die Adenylatcyclase, aus ATP (Adenosintriphosphat) gebildet. Diese second messenger können ihrerseits auf Ionenkanäle Einfluß nehmen. Sie können den zellinternen Stoffwechsel beeinflussen und auch eine Aktivierung der Erbsubstanz bewirken. Das zeigt schon, daß hiermit längerfristige Wirkungen auf die Zielzelle intendiert sind. Die für das Verständnis der biochemischen Psychopharmakawirkung wichtigen Rezeptoren sollen nun im folgenden anschaulich gemacht werden.

3. Dopamin und Dopaminrezeptoren

Dopamin ist ein biogenes Amin. Es kommt im gesamten Körper vor und wird von diesem aus der Aminosäure Tyrosin gebildet (Abb. 4).

Es entsteht in den (chemisch nach ihm charakterisierten) dopaminergen Nervenendigungen und wird dort in Speichervesikeln aufbewahrt, bis durch ein Signal die Ausschüttung erfolgt. Seine Entfernung aus dem synaptischen Spalt erfolgt durch Reuptake in die Nervenendigung. Dort oder schon außerhalb der Zelle erfolgt der Abbau mittels zweier Enzyme, der MAO bzw. der COMT (Abb. 5).

Die Dopaminrezeptoren können an drei Stellen der Synapse lokalisiert sein. Postsynaptisch, um die Botschaft für die Zielzelle zu empfangen. Präsynaptisch, als sogenannter Autorezeptor auf der dopaminergen Zelle selbst. Hierdurch wird ein negativer Feedback-Mechanismus ermöglicht. Durch Ansprechen des präsynaptischen Autorezeptors wird dort nämlich die Synthese und Ausschüttung von Dopamin gehemmt.

Schließlich gibt es auch noch Autorezeptoren am Zellkörper selbst. Über die Hemmung von Aktionspotentialen wird hier schon im Vorfeld die Ausschüttung unterdrückt. Das Aussehen eines Dopaminrezeptors illustriert Abb. 6.

Auch bei dem Dopaminrezeptor handelt es sich eigentlich um eine Gruppe von Rezeptoren, wie Forschungen der letzten Jahre ergeben haben. Rezeptoren für Dopamin sind metabotrope Rezeptoren. Verschiedene Paradigmata der Psychopharmakawirkung lassen sich an ihnen verdeutlichen. Diese exemplarischen Beispiele erwecken vielleicht zunächst den Eindruck, als handele es sich um eine rein reduktionistische Betrachtungsweise. Man geht jedoch heute von einem funktionalen Zusammenhang sowohl der Transmittersysteme als auch der psychiatrischen Krankheitsbilder aus. Das hat sich in vielerlei Hinsicht als praktikabel und sinnvoll erwiesen. Die Komplexität dieses Zusammenhanges ist jedoch noch nicht vollständig aufgeklärt. Außerdem ist für eine erste Auseinandersetzung mit den Neurotransmittern die Beschränkung auf einige wenige exemplarische Wirkmechanismen sinnvoll.

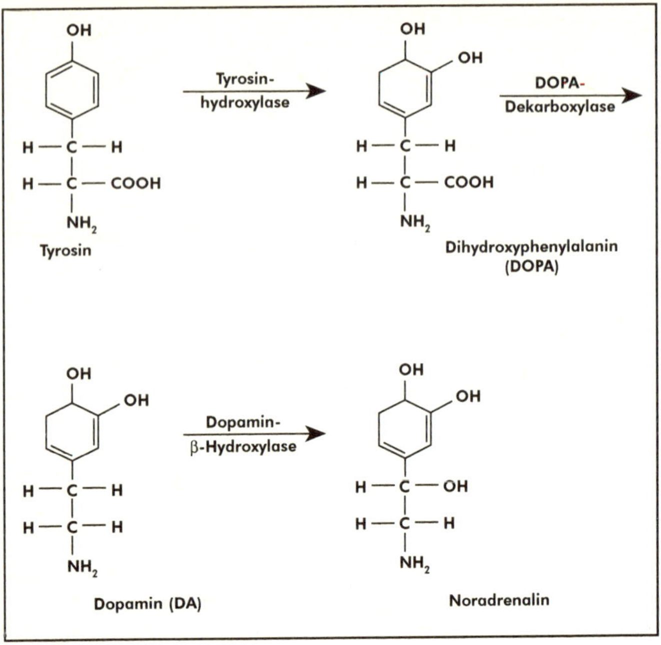

Abb. 4: Die Abbildung zeigt, wie der Transmitter Dopamin aus der Aminosäure Tyrosin entsteht.

4. Psychopharmaka als Transmitterantagonisten

Ein wichtiges Prinzip der Psychopharmakawirkung ist die Blockade spezifischer Rezeptoren. Medikamente wie die Neuroleptika, die gegen psychotische Symptome wie Wahn oder Halluzinationen eingesetzt werden, binden an den Dopaminrezeptor, weil sie in ihrer Konfiguration auf diesen passen wie das Dopamin selbst. Sie sind aber andererseits so beschaffen, daß der Rezeptor, wenn er mit einem Neuroleptikum besetzt ist, gerade nicht diejenige Reaktionskaskade auslöst, wie es normalerweise durch die Besetzung mit Dopamin geschieht. Blockade bedeutet also Verhinderung der Transmitterwirkung.

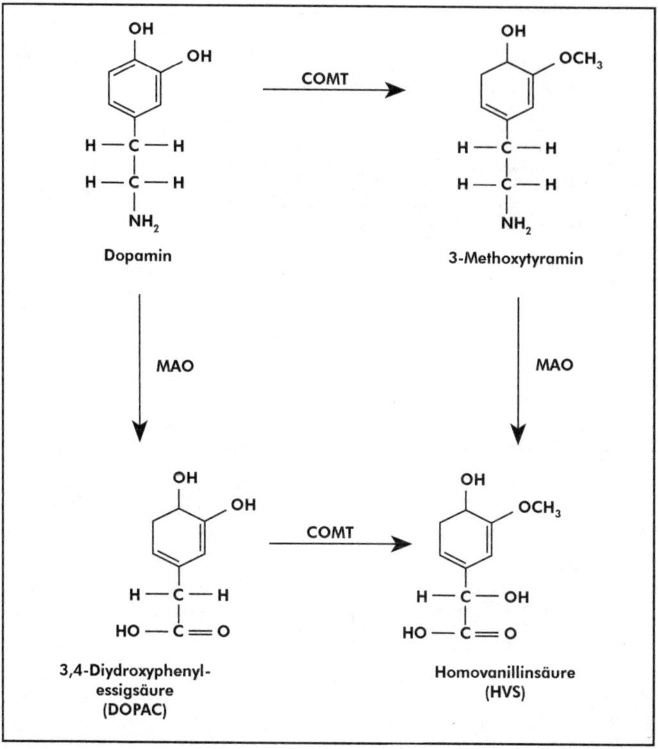

Abb. 5: Der Dopaminabbau erfolgt in- und außerhalb der Zelle durch die Monoaminoxidase (MAO) und durch die Catecholamin-O-Methyl-Transferase (COMT).

Durch eine Blockade des Dopaminrezeptors können Neuroleptika Dopaminwirkungen im Gehirn verhindern.

Für die Wirkungen des Dopamins sind drei dopaminerge Nervensysteme, also Nervenzellverbände, die im wesentlichen Dopamin als Transmitter benutzen, im Gehirn von Bedeutung. Die sogenannten mesolimbisch-mesokortikalen Bahnen sind einerseits an Lern- und Gedächtnisfunktionen beteiligt. Sie spielen andererseits eine wichtige Rolle für affektive Funktionen im Sinne emotionaler Kontrollfähigkeit. Die entscheidende

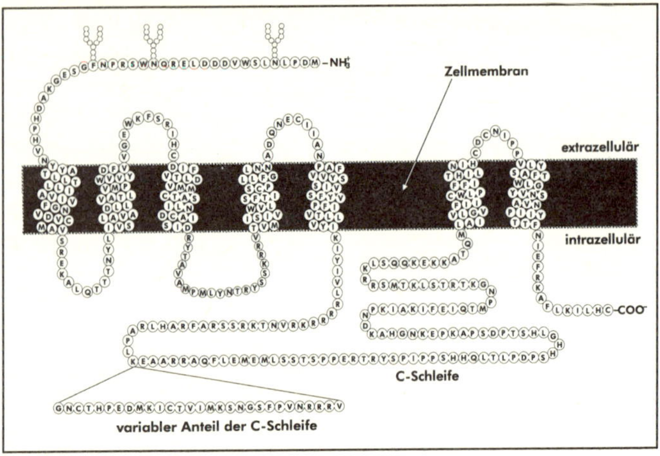

Abb. 6: Der hier in seiner topographischen Anordnung dargestellte Dopamin-D2-Rezeptor besteht wie jedes Eiweiß aus einer Kette von Aminosäuren, die sich faltet und dem Rezeptor seine Struktur verleiht. Er windet sich durch die Zellmembran und gewinnt so sowohl Innen- wie Außenkontakt. Die Interaktion mit den G-Proteinen erfolgt vermutlich über die C-Schleife. Untergruppen des D2-Rezeptors werden durch variable Anteile der C-Schleife gebildet.

Wirkung der Neuroleptika auf psychotische Krankheitserscheinungen wie Wahn, Halluzinationen oder Entfremdungs- und Beeinflussungserlebnissen ist vermutlich im Bereich dieser Nervenbahnen zu lokalisieren. Unter Neuroleptika kommt es klinisch zu einer psychomotorischen Verlangsamung, zu affektiver Indifferenz und Ausgleich der emotionalen Spannung. Da die Neuroleptika dies über eine Blockade der Dopaminrezeptoren erreichen, führte das zu der Vermutung, daß ein Überschuß an Dopamin für das psychotische Geschehen bei Schizophrenie verantwortlich sei, zur sogenannten *Dopaminhyperaktivitätshypothese* der Schizophrenie. Ein Teil der Nebenwirkungen der Neuroleptika läßt sich durch die beiden anderen dopaminergen Bahnsysteme erklären. Das nigrostriatale System ist dabei entscheidend an Kontrollmechanismen für Bewegungsabläufe beteiligt. Dopamin wirkt über dieses System fördernd auf die willkürliche Umschaltung motorischer Programme. Das erklärt, warum hier eine Blockade durch Neuroleptika zu Bewegungsarmut *(Akinesie)* und Starre in den Muskeln *(Rigor)* führt. Das tuberoinfundibuläre System beeinflußt die Ausschüttung von Hormonen der Hirnanhangdrüse (Hypophyse). Die neuroendokrinologischen Nebenwirkungen der Neuroleptika werden hauptsächlich diesem System zugeschrieben (siehe Kap. VI.2.). Subspezifität der Rezeptoren gibt weitere biochemische Erklärungen für Neuroleptikawirkungen.

5. Wirkmodifikation durch Rezeptormodifikation

Die Dopaminrezeptoren lassen sich in die Untergruppen der D1-artigen (mit D1 und D5) und der D2-artigen (mit D2, D3 und D4) unterteilen. Die Chemoarchitektonik des dopaminergen Systems im Gehirn wird dadurch weit komplexer, als die oben beschriebenen drei Nervensysteme zunächst vermuten ließen. Die verschiedenen Rezeptorsubtypen sind nochmals differenziert, d.h. mit unterschiedlichen Schwerpunkten im Gehirn verteilt. Von entscheidender Bedeutung ist dabei, daß die antipsychotische Wirkung eines Pharmakons eng mit der Fähigkeit, D2-artige-Rezeptoren zu antagonisieren, korreliert ist. So bindet das *Haloperidol* (Haldol®), eines der potentesten antipsychotisch wirksamen Medikamente, 10- bis 20mal stärker an D2- als an D3- oder D4-Rezeptoren. Eine genauere biochemische Ortung der Rezeptorwirkung führt also zum besseren Verständnis der klinischen Wirkungen. So kann die Suche nach solchen Pharmakonwirkungen vorangetrieben werden, die ganz spezifisch auf eine Rezeptoreigenschaft gerichtet ist.

6. Kurzzeitwirkungen und Langzeitwirkungen

Neben der chemoarchitektonischen Verteilung verschiedener Systeme im Gehirn und der Feineinstellung von Transmitterwirkungen durch Rezeptorsubtypen ermöglicht die Autorezeptorwirkung eine weitere Erklärung spezieller Neuroleptikawirkungen. Wie bereits ausgeführt, wird durch Dopamin selbst über die Autorezeptoren die eigene Ausschüttung in den synaptischen Spalt im Sinne eines negativen Feedback gehemmt. Bei der Verabreichung von Neuroleptika beobachtet man an bestimmten dopaminergen Bahnsystemen zunächst zwei Effekte. Die elektrische Impulsfrequenz der dopaminergen Neurone steigt an, und die Anzahl dieser Zellen nimmt zu. Dadurch wird zunächst vermehrt Dopamin in den synaptischen Spalt ausgeschüttet. Die Syntheserate ist erhöht, und damit kommt es zu einem vermehrten *Durchsatz* (turnover) von Dopamin. Das alles ist erklärbar durch die Blockierung der hemmenden Autorezeptoren. Zwar wird natürlich auch der postsynaptische Rezeptor von den Neuroleptika als Dopaminantagonisten besetzt, das vermehrt ausgeschüttete Dopamin kann diese Blockade jedoch zunächst kompensieren (Abb. 7).

Damit ist trotz Neuroleptikagabe die Blockade zunächst nicht effektiv. Dies würde dic Beobachtung erklären, daß sich die antipsychotische Wirkung erst nach einigen Tagen erzielen läßt. Bei chronischer Verabreichung kommt dann schließlich die Aktivität der meisten dopaminergen Neurone zum Erliegen. Dies kommt vermutlich dadurch zustande, daß die Neuroleptika die postsynaptische Membran dauerhaft depolarisieren (s. o.), so daß präsynaptisch ausgeschüttete Dopaminmoleküle keine Signalwirkung mehr haben können. Sogenannte atypische Neuroleptika wie etwa *Clozapin* führen im nigrostriatalen System, das Bewegungsabläufe mitkontrolliert, jedoch nicht zu dieser Dauerdepolarisation. Atypisch wurden sie deshalb genannt, weil unter ihrer Gabe keine extrapyramidalmotorischen Nebenwirkungen, wie etwa Rigor und Akinesie, auftreten. Man dachte früher, daß eine gute antipsychotische Wirkung gleichzeitig mit diesen Nebenwirkungen einhergeht. Daß dies nicht so sein muß, hatte man einerseits klinisch beobachten können. Zum anderen kann die differenzierte Wirkung spezifischer Neuroleptika durch ihren unterschiedlichen Angriffspunkt an verschiedenen dopaminergen Systemen erklärt werden. Warum aber einige Neuroleptika an allen dopaminergen Systemen einen Depolarisationsblock hervorrufen, andere aber nur in bestimmten Systemen, weiß man noch nicht. Dies

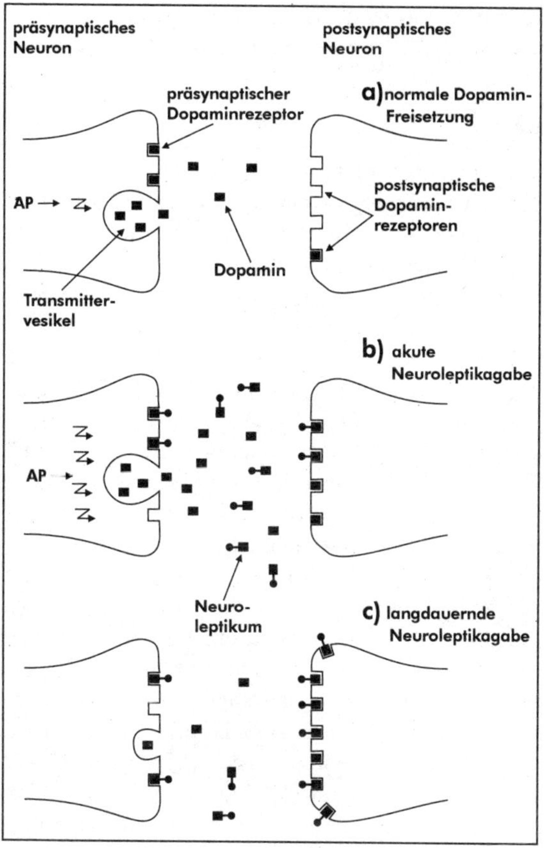

Abb. 7: Hypothetische Darstellung der Wirkungen von Neuroleptika (NL):

a) Normale Dopaminfreisetzung.

b) Akute NL-Gabe: Präsynaptische Dopaminrezeptoren werden blockiert und die Aktivität des Neurons steigert sich. Dopamin wird vermehrt ausgeschüttet, so daß die Neuroleptika die Dopaminwirkung zunächst nicht vollständig blockieren können.

c) Langfristige NL-Wirkung: Die Aktivität des Dopamin-Neurons kommt zum Erliegen (keine Aktionspotentiale mehr). Die Neuroleptika-Moleküle wirken stärker als das Dopamin, obwohl sich sogar eine Überempfindlichkeit der postsynaptischen Dopaminrezeptoren ausgebildet hat.

wird jedoch schon jetzt als Screeningmethode für die Suche nach nebenwirkungsärmeren Medikamenten genutzt.

7. Dynamik des Transmitter-Rezeptorsystems

Am Dopaminrezeptor läßt sich schließlich zeigen, daß das System Transmitter-Rezeptor eine regulative Eigendynamik entfalten kann. Die post- und präsynaptischen Rezeptoren zeigen Adaptationsmechanismen. Sie sind in der Lage, ihre Empfindlichkeit zu verändern. Dabei kann es einmal zur Überempfindlichkeit (*supersensitivity* oder *up-regulation*) kommen. Es ist bekannt, daß Pharmaka, die einen Rezeptor besetzen, jedoch nicht die vorgesehene Wirkkaskade auslösen, zu einer Zunahme der Rezeptorenzahl führen. Chronische Behandlung mit Neuroleptika wie dem Haloperidol bedingt eine Zunahme der D2-Rezeptoren im nigrostriatalen System. Die schon erläuterten atypischen Neuroleptika bewirken dies jedoch nicht. Damit bietet sich eine weitere biochemische Erklärung und ein Suchmodell für Neuroleptika mit weniger Nebenwirkungen. Wenn es nun einigen Dopaminmolekülen gelingt, die neuroleptische Blockade zu durchbrechen, treffen sie auf deutlich empfindlichere Rezeptoren. Damit kommen überschießende Reizantworten zustande. Überschießende Reizantworten im motorischen System können zum Beispiel unwillkürliche Bewegungen, Zuckungen sein, wie sie als Nebenwirkung (Spätdyskinesien) nach langjähriger Neuroleptikagabe auftreten können. Daß die Spätdyskinesien (siehe hierzu ausführlich Kap. VI) möglicherweise durch eine solche Überempfindlichkeit der Rezeptoren zustande kommen, würde auch erklären, daß sie unter Umständen erst *nach* dem Absetzen einer langjährigen Neuroleptikagabe auftreten.

8. Reuptake-Hemmung als Wirkprinzip der Antidepressiva

Es wurde bereits darauf hingewiesen, daß der Transmitter wieder aus dem synaptischen Spalt entfernt werden muß, damit ein neues Signal durch erneute Transmitterausschüttung übertragen werden kann. Antidepressiv wirkende Medikamente entfalten ihre Wirkung im wesentlichen, indem sie diesen Mechanismus behindern, und zwar bei dem Katecholamin *Noradrenalin* und dem Indolamin *Serotonin*. Noradrenalin entsteht durch einen zusätzlichen Syntheseschritt aus Dopamin, nachdem dieser Botenstoff schon in die präsynaptischen Vesikel aufgenommen wurde (siehe S. 34, Abb. 4).

Die biologische Inaktivierung von Noradrenalin erfolgt durch aktiven Rücktransport zurück in das freisetzende Neuron, den *Reuptake*. Der Abbau erfolgt dann im wesentlichen durch das Enzym Monoaminoxidase (MAO) und die Catecholamin-O-Transferase (COMT). Der Abbau außerhalb des Neurons spielt quantitativ keine so große Rolle. Antidepressiva wirken durch die Hemmung der Noradrenalin-Rückaufnahme. Die Folge ist zunächst eine Vermehrung von Noradrenalin im synaptischen Spalt. Da man feststellte, daß Antidepressiva mit Noradrenalin-potenzierender Wirkung eine antidepressive, stimmungsaufhellende Wirkung entfalten, wurde die Hypothese entwickelt, daß die depressive Symptomatik durch einen Mangel an Noradrenalin bedingt sei *(Noradrenalinhypothese der Depression)*. Das ständig vermehrte Noradrenalin verändert aber außerdem langfristig seine Rezeptoren, hauptsächlich sind dies die β_1-Rezeptoren. Ihre Anzahl vermindert sich nach einiger Zeit. Dadurch nimmt die durch das Noradrenalin vermittelte Wirkung ab. Welche Bedeutung der β-adrenergen, d. h. über β-Rezeptoren vermittelten Signalübertragung zukommt, ist bisher noch wenig verstanden. Noradrenalin spricht daneben auch eine Gruppe weiterer Rezeptoren an.

9. Die Rolle des Serotonins

In neuester Zeit hat auch die Reuptake-Hemmung des Serotonins eine besondere Bedeutung für die antidepressive Therapie gewonnen. Man nimmt an, daß ein Serotoninmangel für die depressive Symptomatik zumindest mitverantwortlich ist *(Serotoninhypothese der Depression)*.

Im Körper wird Serotonin aus der Aminosäure Tryptophan gebildet (Abb. 8).

Serotonin hat im Zentralnervensystem vielfältige Wirkungen. Es ist beteiligt an der Regulation von Affekten, aggressi-

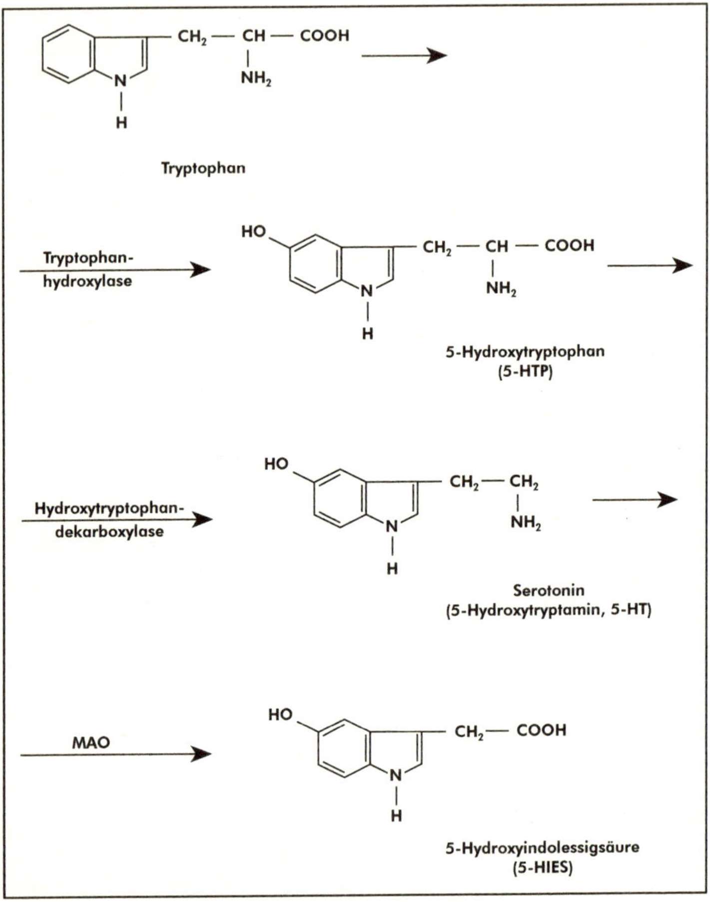

Abb. 8: Serotonin wird aus der Aminosäure Tryptophan gebildet. Die Geschwindigkeit, mit der diese Synthese erfolgt, hängt im wesentlichen davon ab, wieviel Tryptophan zur Verfügung steht.

ven Impulsen, Körpertemperatur, Blutdruck, Eß- und Sexualverhalten, Erbrechen und Schmerzempfinden. Ganz unterschiedliche psychiatrische Krankheitsbilder lassen sich offenbar durch den gestörten Serotoninstoffwechsel (mit-)erklären.

Selektive Serotonin-Rückaufnahmehemmer (SSRH) wie *Fluvoxamin* (Fevarin®), *Paroxetin* (Seroxat®) und *Fluoxetin* (Fluctin®) interagieren mit dem Serotonintransportsystem der Zelle, verhindern dessen Wiederaufnahme und führen so zu einer Konzentrationserhöhung von Serotonin im synaptischen Spalt. Ihre therapeutische Wirksamkeit ist für Depressionen, Zwangs- und Panikstörungen nachgewiesen worden. Aber auch bei Störungen des Eßverhaltens wie der Bulimie können sie die Eßattacken und das vom Patienten zwanghaft herbeigeführte Erbrechen reduzieren. In diesem Zusammenhang ist interessant, daß das Antiemetikum *Ondansetron* (Zofran®), das derzeit potenteste Medikament gegen Brechreiz, selektiv eine Untergruppe von Serotoninrezeptoren (5-HT3) blockieren kann.

Patienten mit Depressionen und Angsterkrankungen leiden häufiger als andere Menschen unter Migräne. Auch dies erklärt sich aus dem Serotoninsystem. Serotonin reguliert den Tonus der Blutgefäße. Als eine wesentliche Ursache der Migräne wird eine Störung in der Regulation des Gefäßtonus im Gehirn angesehen. Das neue Migränemittel Sumatriptan ist aber ein Serotoninagonist und gehört in die gleiche Untergruppe von Serotoninagonisten wie *Buspiron* (Bespar®). Buspiron ist eine angstlösende Substanz. Eine Dysfunktion im Serotoninsystem erklärt also sowohl die Migräne als auch Angstzustände und macht den biochemischen Zusammenhang zweier Erkrankungen, die häufig zusammen vorkommen, verstehbar (siehe Abb. 9).

Dies gilt ebenso für den funktionalen Zusammenhang zwischen Angst und Impulskontrollverlust in Form von fremdaggressivem Verhalten oder autoaggressiv motivierter Suizidalität. Sowohl bei suizidalen Patienten als auch bei persönlichkeitsgestörten Patienten mit antisozialem, fremdaggressivem Verhalten ist ein Serotonindefizit im Gehirn gefunden worden.

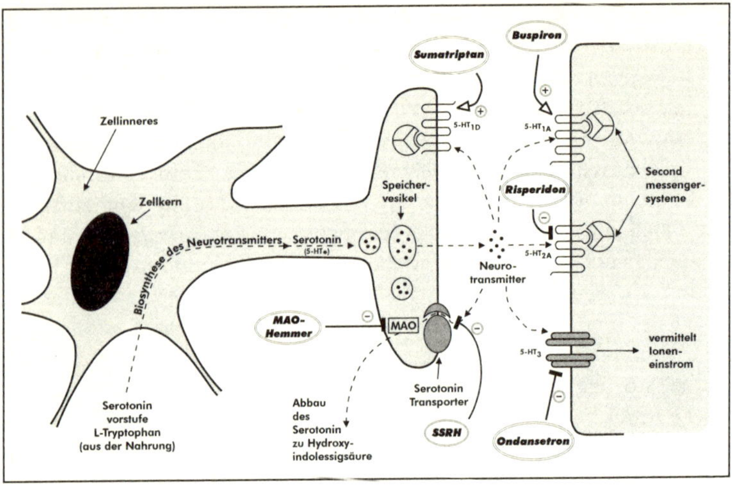

Abb. 9: Die Abbildung zeigt eine schematisch vereinfachte Darstellung eines synaptischen Spaltes am serotoninergen Neuron. Eine Hemmung der Wiederaufnahme durch selektive Serotonin-Rückaufnahme-Hemmer (SSRH) bewirkt, daß mehr Serotonin im synaptischen Spalt zur Verfügung steht. Die verschiedenen postsynaptischen Rezeptoren ermöglichen es, mit unterschiedlichen antagonistisch wirkenden Medikamenten spezifische Wirkungen des Serotonins zu blockieren. Sumatriptan wirkt als Agonist am präsynaptischen 5-HT1D-Rezeptor und vermindert die Serotoninausschüttung über ein negatives Feedback.

Dieses Defizit führt in bestimmten Gehirnarealen zu einer Unterzuckerung. Darüber erklärt man sich den Kontrollverlust über autoaggressive bzw. fremdaggressive Impulse. Dieser Symptomkomplex wird als „low-serotonin-syndrome“ bezeichnet. Ein zentrales Serotonindefizit gibt es offenbar auch bei der Bulimie (s. o.) und bei einer bestimmten Form der Alkoholkrankheit (Typ II Alkoholismus). Dieser gemeinsame funktionale oder besser dysfunktionale Zusammenhang erklärt, warum Serotonin-Rückaufnahmehemmer vermutlich Angsterkrankungen, Suizidalität und Alkoholmißbrauch günstig beeinflussen können. Erste klinische Untersuchungen belegen dies und lassen es berechtigt erscheinen, von einem *Serotonin-*

Dysfunktions-Syndrom zu sprechen. Das zeigt, daß neuropharmakologische Transmitterforschung zum einen wichtige Erklärungsansätze dafür bietet, warum bestimmte Krankheiten miteinander verknüpft sind. Sonst bleibt der Zusammenhang zwischen Depressionen, Ängsten, Migräne, Suizidalität, Alkoholismus und Eßstörungen rein statistisch und unverstanden. Zum anderen ermöglicht es diese Zurückführung auf einen biochemischen Ursachenzusammenhang, neue, spezifisch wirksame Medikamente zu entwickeln.

10. Hemmung des Transmitterabbaus

Serotonin und auch Noradrenalin werden durch die Monoaminoxidase abgebaut (siehe Abb. 9 und Abb. 5, S. 35).
Die Erhöhung dieser beiden Transmitter im synaptischen Spalt kann dementsprechend durch eine Blockade dieses Abbauenzyms erfolgen. MAO-Hemmer können danach unterschieden werden, ob sie eine reversible Blockade bewirken und ob sie den Subtyp A oder B des Enzyms blockieren. Für die antidepressive Wirkung scheint dabei insbesondere die Hemmung der MAO-A von Bedeutung zu sein. Auch die von Noradrenalin und Serotonin angesprochenen Rezeptoren gehören zum metabotropen Typ. An diese Rezeptoren ist das Enzym Adenylylcyclase gebunden, das den second messenger cAMP herstellt (s. o.). Unabhängig von ihren spezifischen Wirkungen auf den Serotonin- oder Noradrenalinstoffwechsel an der Synapse vermindern Antidepressiva quasi transmitterübergreifend speziell die Aktivität der Adenylylcyclase.

Die antidepressiven Substanzen bieten also weitere Beispiele dafür, welche Möglichkeiten zum Eingriff in den neuronalen Stoffwechsel bestehen, nämlich Reuptake- und Abbauhemmung.

11. Der Benzodiazepinrezeptor als Verstärker

Benzodiazepine sind die wichtigsten Vertreter der Beruhigungs- und Schlafmittel. Sie wirken schnell und zuverlässig angstlösend und bauen innere Spannungen ab. Diese Gruppe von Medikamenten besitzt eigene Bindungsstellen im Gehirn. Durch Studien mit radioaktiv markierten Substanzen ist es gelungen, spezifische Benzodiazepinrezeptoren im Gehirn nachzuweisen und näher zu charakterisieren. Ihre Verteilung im gesamten Gehirn ist ungleichmäßig. Dabei entfalten diese Rezeptoren ihre Wirkung an den GABAergen Neuronen. Die GABA (Gamma-Aminobuttersäure) ist eine Aminosäure und stellt den wichtigsten inhibitorischen, hemmenden Neurotransmitter im Gehirn dar. Etwa 30 Prozent aller Synapsen im Zentralnervensystem sind GABAerg. Dieser Neurotransmitter reagiert mit zwei verschiedenen Rezeptoren, dem $GABA_A$-Rezeptor oder dem $GABA_B$-Rezeptor. Ersterer ist ionenkanalgekoppelt (s. o.) und in diesem Zusammenhang von entscheidender Bedeutung (Abb. 10).

Hier entfalten die Benzodiazepine ihre Wirkung. Man nimmt heute an, daß der $GABA_A$-Benzodiazepinrezeptorkomplex aus fünf Eiweißuntereinheiten besteht, die in ihrer Längsausdehnung durch die neuronale Membran hindurchreichen. Sie umschließen einen Tunnel, durch den negativ geladene Chloridionen diffundieren können. Dabei liegt der GABA-Rezeptor auf einer anderen Proteinuntereinheit als der Benzodiazepinrezeptor. Binden GABA-Moleküle an ihren Rezeptor, verändern sich die Untereinheiten, so daß der Kanal durchlässiger wird. Durch Einstrom von Chloridionen wird das Innere der Zelle hyperpolarisiert. So entfalten die GABA-Neuronen ihre hemmende Wirkung. Benzodiazepine bewirken über ihren Angriffspunkt an diesem Kanalkomplex, daß die Kopplung zwischen GABA-Rezeptor und Kanal verbessert wird. Die Folge ist, daß die Öffnungshäufigkeit der Chloridkanäle zunimmt. Dies wiederum bewirkt letztlich, daß diese Neuronenverbände vermehrt auf Hemmung eingestimmt sind. Dabei wird auch deutlich, daß Benzodiazepine einerseits dann nichts bewirken können, wenn keine GABA-Moleküle vorhanden sind. Ihr Effekt ist aber auch dann gering, wenn sehr viele GABA-Moleküle vorhanden sind.

Auch hier sind wiederum Modifikationen der Wirkung mög-

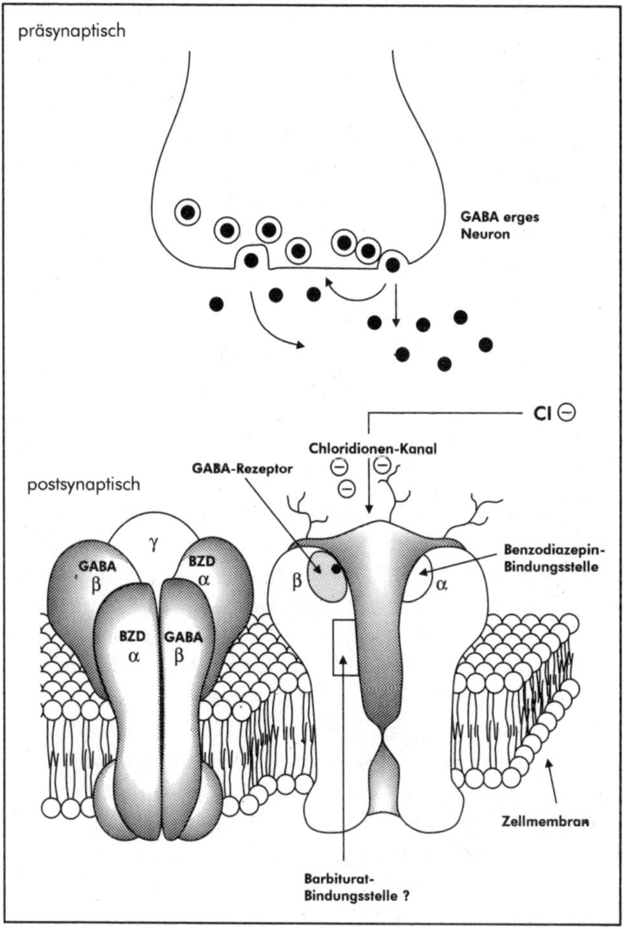

Abb. 10: Hypothetisches Modell des $GABA_A$-Benzodiazepin-Rezeptor-Chloridionenkanal-Komplexes. Der Chlorid-Kanal besteht aus einer fünfteiligen Untereinheit. Die Bindungsstelle für Benzodiazepine liegt auf der Alpha-Einheit, der GABA-Rezeptor (eventuell auch Barbituratrezeptoren) auf der Beta-Einheit. GABA am Rezeptor öffnet den Kanal, der Einstrom von Chloridionen hyperpolarisiert die Zelle. Ihre Erregbarkeit nimmt damit ab. Benzodiazepine bewirken, daß bei gleichbleibender GABA-Konzentration die Öffnungshäufigkeit des Kanals zunimmt.

lich. Die Rezeptoruntereinheiten kann man in Subtypen untergliedern. Diese Subtypen bestimmen die Eigenschaften des Rezeptors. Durch differenzierten Angriff auf diese Subtypen ist ein differenziertes Wirkspektrum der Medikamente vorstellbar. Die verschiedenen Untereinheiten des Rezeptors zeigen daneben auch eine regionalspezifische Verteilung im Gehirn. Über eine differenzierte Chemoarchitektonik kommen also auch in diesem System differenzierte Wirkungen zustande. Es ist ebenfalls denkbar, daß durch molekularbiologische Untersuchungen Benzodiazepinbindungsstellen gefunden werden, die selektive Effekte ohne Nebenwirkungen entfalten können.

Eine weitere interessante Modifikation der Benzodiazepinwirkungen stellen die sogenannten *inversen Benzodiazepinagonisten* dar. Sie blockieren den Rezeptor nicht, sondern führen eine den bekannten Agonisten entgegengesetzte, inverse Wirkung herbei. Da es unter Benzodiazepinen dosisabhängig zu Störungen der Aufmerksamkeit, der Konzentrationsfähigkeit und der Gedächtnisleistungen kommen kann, wird vermutet, daß teilweise invers wirkende Agonisten diese Störungen positiv beeinflussen könnten. Für die Therapie dementieller Erkrankungen im Alter, bei denen, wie etwa bei der Alzheimerschen Krankheit, kognitive Einbußen das Krankheitsbild bestimmen, könnte dies in Zukunft eine Rolle spielen.

Bei Benzodiazepineinnahme ist die Wirkung von Alkohol erhöht. Das bedeutet, daß Patienten, die Benzodiazepine einnehmen, weitgehend auf Alkohol verzichten sollten, weil auch die Nebenwirkungen hierdurch potenziert werden können. Die Substanz Ro 15-4513 ist wie das Flumazenil ein Benzodiazepin-Antagonist, blockiert also die Wirkungen der Benzodiazepine, die als Agonisten wirken. Ro 15-4513 kann die neuropharmakologischen Wirkungen von Alkohol innerhalb kurzer Zeit effektiv und relativ spezifisch blockieren. Man vermutet daher, daß die psychotropen Effekte des Alkohols durch dessen Affinität zu einem Rezeptor am GABA-abhängigen Chloridionenkanal zustande kommt. Künftige neuropharmakologische Forschung könnte über diesen theoretischen Ansatz zur Aufklärung der Alkoholwirkungen im Gehirn und

Entstehung bzw. Behandlung der Alkoholabhängigkeit beitragen.

Neuropharmakologen vermuten, daß es körpereigene benzodiazepinartige Substanzen gibt. Es wurde gemutmaßt, daß es sich bei Endozepin-4, das von Nervenzellen synthetisiert werden kann, möglicherweise um eine solche Substanz handelt. Krankhaft erhöhte Konzentrationen von Endozepin-4 können zu einem seltenen Krankheitsbild, zu rezidivierenden Anfällen von *Stupor* (völliger Bewegungsstarre) führen. Diese können sehr spezifisch durch den Benzodiazepinantagonisten Flumazenil aufgehoben werden. Die Substanz Endozepin-4 hat außerdem antikonvulsive Eigenschaften, kann also offenbar Krampfanfällen vorbeugen oder diese lösen.

Noch ist es zu früh, aus diesen Ergebnissen therapeutische Prinzipien abzuleiten. Die Beispiele zeigen jedoch, daß die molekularbiologische Erforschung des Benzodiazepinrezeptors mehr ist als die Suche nach neuen Beruhigungsmitteln. Diese komplexen Beziehungen spiegeln den funktionalen Zusammenhang der verschiedenen Transmittersysteme des Gehirns wieder. Daher ist es nur scheinbar ein reduktionistischer Ansatz, einzelne Rezeptorsysteme exakt zu beschreiben. Die molekularbiologische Aufklärung der Details führt gerade auch – wie die angeführten Beispiele zeigen – zur Aufklärung der funktionalen Zusammenhänge. Vielmehr beraubt sich derjenige am ehesten der Möglichkeit, diese Zusammenhänge zu erkennen, der beispielsweise Benzodiazepine ausschließlich als abhängig machende Beruhigungsmittel abqualifiziert hat und über dieses Urteil nicht mehr hinauskommt.

Die hier dargestellten Beispiele erläutern die wichtigsten Prinzipien der Psychopharmakawirkungen. Dabei konnte nicht auf die Interaktion der einzelnen Transmittersysteme eingegangen werden. Das bedeutet Vereinfachung, erleichtert aber auch das Verständnis. Aus demselben Grund sind andere wichtige Neurotransmitter, wie etwa Acetylcholin, nicht näher behandelt worden. Hier sollte jedoch deutlich geworden sein, welche Möglichkeiten bestehen, einen gestörten Transmitterstoffwechsel biochemisch zu regulieren. Die Aufklärung der molekularbiologischen Mechanismen hat heute eine Schlüsselfunktion in der modernen Psychopharmakaforschung und für die Aufklärung der biologischen Prozesse psychiatrischer Erkrankungen. Diese Mechanismen dienen jedoch nicht allein der Erklärung der Wirkungsweise von Psychopharmaka. Sie werden auch richtungsweisend für das Auffinden neuer Medikamente sein. Die pharmazeutische Forschung hat ein besonderes Augenmerk darauf gerichtet, Substanzen zu entwickeln, die immer spezifischer einige Rezeptoren bzw. deren Subtypen beeinflussen. Dadurch sollen einerseits psychiatrische Erkrankungen differenzierter behandelt werden können. Andererseits dient diese Strategie auch dem Entdecken von Medikamenten mit weniger Nebenwirkungen.

IV. Antidepressiva

Am Beispiel der Antidepressiva wird deutlich, daß man sich bei der modernen Pharmakotherapie nicht mehr von den alten nosologischen Klassifikationen leiten lassen kann. Die klassischen Krankheitseinheiten, die früher universale Gültigkeit beansprucht haben, gelten nicht mehr. Bei den Depressionen unterschied man die *endogene Depression* – als klassische Geisteskrankheit – von der *neurotischen Depression* und der *depressiven Persönlichkeitsstörung*. Die jetzt gültigen, modernen Klassifikationssysteme für psychiatrische Krankheiten (DSM-IV und ICD-10) beschreiben unabhängig von ätiologischen Vorstellungen ein *depressives Syndrom* in unterschiedlich schwerer Ausprägung. Es kann mit Hilfe von Subtypen differenzierter charakterisiert werden. Beispielsweise können Wahnsymptomatik oder körperliche Beschwerden hinzutreten. Der Depressive kann antriebsgehemmt oder auch motorisch agitiert sein. Diese speziellen Charakterisierungen ändern jedoch nichts an der Tatsache, daß der Zustand eines Krankheitsbildes immer beschreibend erfaßt wird. Die alten Kategorien postulierten dagegen einen Ursachenzusammenhang von psychopathologischem Syndrom *(Phänomenologie der Krankheit)* und zugrundeliegender Ursache *(Ätiologie der Krankheit)*. Das läßt sich heute so nicht mehr aufrechterhalten. An dem psychopathologischen Erscheinungsbild eines Patienten – zum Beispiel der Art seiner Wahnvorstellungen – kann nicht auf die Ursache der Erkrankung geschlossen werden.

Solange die biologischen, molekulargenetischen Ursachen von psychiatrischen Krankheiten nicht aufgeklärt sind, hilft daher eine funktionale Klassifikation dieser Krankheiten. Wir befinden uns derzeit also in einem Übergang. Die alte *nosologische Klassifikation*, wie oben beschrieben, ist nicht mehr gültig. Die *biologische Klassifikation* ist noch nicht erreicht. Die *funktionale Klassifikation* überbrückt diese beiden Phasen.

Die Wirksamkeit von Medikamenten, damit auch von Antidepressiva, wird daher möglichst auf Zielsyndrome, das heißt auf das beschreibend erfaßte Zustandsbild des Patienten, bezogen, nicht jedoch auf Krankheitsursachen.

Fernerhin hat auch gerade die Wirksamkeit der Antidepressiva bei anderen psychiatrischen Erkrankungsformen deutlich gemacht, daß die Anwendungsgebiete um neue, bisher nicht als distinkt abgegrenzte Krankheitsbilder erweitert werden müssen. Antidepressiva wirken eben nicht allein bei depressiver Symptomatik. Sie wirken auch bei generalisierter Angst, Panikattacken, Phobien, Zwangserkrankungen, Eßstörungen und chronischen Schmerzzuständen. Da die funktionale Klassifikation sich wesentlich am Therapieerfolg orientiert, gelingt es ihr, solche neuen Krankheitsbilder in ihr System zu integrieren.

Nicht allein das Wirkspektrum der Antidepressiva erweist sich als vielfältig. Auch die biochemische Charakterisierung der Antidepressiva zeigt, daß es sich nicht um eine einheitliche Gruppe handelt. Tabelle 1 gibt einen Überblick über die einzelnen Untergruppen und deren Hauptwirkcharakteristika.

1. Anwendungsgebiete

Depressionen

Das depressive Syndrom zeichnet sich durch niedergedrückte Stimmung, Freud- und Interesselosigkeit aus. Oft kommen Schlafstörungen, Appetit- und Gewichtsschwankungen, Müdigkeit und mangelnde Energie, exzessive Schuldgefühle, Denkverlangsamung und Entscheidungsunfähigkeit sowie wiederkehrende Suizidgedanken oder gar Pläne für einen Selbstmordversuch hinzu. Die Depression ist eine Krankheit und keine Befindlichkeitsstörung. Durch sie wird nicht allein großes subjektives Leid für die betroffenen Kranken verursacht. Wenn ansonsten leistungsfähige Menschen durch die Krankheit arbeitsunfähig sind, entsteht auch ein großer volkswirtschaftlicher Schaden. Auf das Konto der Depression gehen zum Beispiel mehr Arbeitsfehltage als auf das chronischer Erkrankungen wie Diabetes oder Bluthochdruck. Die große Gefahr der Depression ist das Suizidrisiko. Die Selbstmordrate unter Depressiven wird auf zehn bis 20 Prozent geschätzt. Gerade weil zuwenig bekannt ist, wie gravierend die Krankheit Depression sein kann (ein Schicksal, das sie mit anderen schweren psychischen Erkrankungen teilt), herrschen auch falsche Vorstellungen über die Notwendigkeit einer Therapie. Aus einer großen Studie in 14 Ländern geht hervor, daß nur ein Drittel der depressiven Patienten auch medikamentös behandelt wird (1).

Antidepressiva wirken depressionslösend; sie hellen die depressive Stimmungslage auf. Weiterhin haben sie eine antriebssteigernde, einige auch zusätzlich eine antriebshemmende oder dämpfende Wirkung. Die beiden wichtigsten Zielsyndrome, die danach den Einsatz von Antidepressiva bestimmen, sind das *agitiert-ängstliche depressive Syndrom* und das *gehemmt-depressive Syndrom*. Damit kann man in einer groben Schematisierung die Antidepressiva zusätzlich zu ihrer depressionslösenden Wirkung charakterisieren. Diese Einteilung beruht wahrscheinlich allein auf der mehr oder weniger starken sedierenden Wirkung der jeweiligen Substanzen (Tabelle 2). In Einzelbeobachtungen weichen die Wirkungen jedoch manchmal von diesem groben Schema ab. Bei einem schwer ausgeprägten Krankheitsbild (früher als endogene Depression, heute als *Major Depression* oder *melancholischer Typ* einer Major Depression bezeichnet) gibt man in der Regel zuerst *trizyklische* Antidepressiva. Sie sind am längsten bekannt und haben sich als Standard-Antidepressiva bewährt. Je nach Antriebsverhalten des Patienten stehen in dieser Gruppe dämpfende oder antriebssteigernde Medikamente zur Verfügung. Es gibt jetzt Studien, die auf die Gleichwertigkeit von trizyklischen und nicht-trizyklischen Antidepressiva beim Ersteinsatz hinweisen.

Bei leichten Verlaufsformen, die oft auch vom niedergelassenen Arzt ambulant behandelt werden, sind häufig *nicht-trizyklische* Antidepressiva das Medikament der ersten Wahl. Es ist bisher nicht nachgewiesen, ob trizyklische oder nicht-trizyklische Antidepressiva bei leichteren Depressionen besser wirksam sind. Ebenso werden bei den leichten Formen auch gerne

Tabelle 1: Antidepressiva

Substanz *(Handelsname)*	Anwendungsbereiche	zusätzliche Wirkungen/ Nebenwirkungen	Besonderheiten (zusätzliche Therapie bei)	Dosierung/Tag für die Hauptanwendungsgeb.
		Trizyklische Antidepressiva		
Amitriptylin *(Saroten)*	agitiert-ängstliche Depressionen	dämpfend; sedierend	therapieresistente Schlafstörungen; Bettnässen	75 bis 300 mg
Clomipramin *(Anafranil)*	gehemmt-depressive Syndrome; evtl. bei leichter Agitiertheit	leicht antriebssteigernd	Zwangserkrankungen (höhere Dosis); Panikstörung (niedrigere Dosis); chronische Schmerzen	75 bis 300 mg
Doxepin *(Aponal)*	agitiert-ängstliche Depressionen	dämpfend	Entzug von Alkohol, Schlafmittel- und Drogenabhängigkeit	75 bis 300 mg
Desipramin *(Pertofran)*	gehemmt-depressive Syndrome	stark antriebssteigernd	Kokainabhängigkeit/ -entzug	75 bis 250 mg
Imipramin *(Tofranil)*	gehemmt-depressive Syndrome	leicht aktivierend	Panikstörung; gemischte Angstsyndrome; Bulimie	75 bis 300 mg
Maprotilin *(Ludiomil)*	ängstlich-agitierte Depressionen	sedierend; dämpfend		50 bis 150 mg
		Selektive Serotonin-Rückaufnahmehemmer		
Citalopram *(Cipramil)*	depressive Syndrome	nicht sedierend		20 bis 40 mg
Fluoxetin *(Fluctin)*	depressive Syndrome	nicht sedierend		20 bis 60 mg

Fluvoxamin *(Fevarin)*	depressive Syndrome	nicht sedierend; keine unerwünschte Gewichtszunahme		25 bis 200 mg
Paroxetin *(Seroxat/Tagonis)*	depressive Syndrome	nicht sedierend		20 bis 40 mg
Sertralin *(Zoloft)*	depressive Syndrome	nicht sedierend		50 mg
		MAO-Hemmer		
Moclobemid *(Aurorix)*	gehemmt-depressive Syndrome	nicht sedierend		300 bis 600 mg
Tranylcypromin *(Parnate)*	depressive Syndrome	stark stimulierend; irreversibler, nicht selektiver MAO-Hemmer	bei Therapieversagen anderer Antidepressiva; Diät	10 bis 30 mg
		Andere Antidepressiva		
Mirtazapin *(Remergil)*		Aktivierung des NA-Systems; Blockade Serotonerger Rezeptoren		15 bis 45 mg
Venlafaxin *(Trevilor)*	gehemmt-depressive Syndrome	Aktivierung des Serotonin- und (in höherer Dosis) NA-Systems		75 bis 150 mg (ambulant) 150 bis 375 mg (stationär)

Tabelle 2: Zielsyndrome für Antidepressiva

Eher gehemmt-depressives Syndrom	Eher agitiert-ängstlich depressives Syndrom
Desipramin *(Pertofran)*	Amitryptilin *(Saroten)*
Citalopram *(Cipramil)*	Maprotilin *(Ludiomil)*
Fluoxetin *(Fluctin)*	Doxepin *(Aponal)*
Fluvoxamin *(Fevarin)*	Mirtazapin *(Remergil)*
Paroxetin *(Seroxat/Tagonis)*	
Sertralin *(Zoloft)*	
Imipramin *(Tofranil)*	
Clomipramin *(Anafranil)*	
MAO-Hemmer *(Aurorix, Parnate)*	
Venlafaxin *(Trevilor)*	

niedrige Dosierungen gewählt. Auch dies ist nach den bisher vorliegenden wissenschaftlichen Studien nicht ausreichend begründet. Es gibt seit 1996 zwei neue Antidepressiva: Mirtazapin ist aus dem Mianserin entwickelt worden und blockiert spezifisch einige serotonerge Rezeptoren; Venlafaxin hat besonders in höherer Dosis neben der Wirkung als selektiver Serotonin-Rückaufnahmehemmer eine noradrenerge Komponente und blockiert Rezeptoren, die für Nebenwirkungen verantwortlich gemacht werden; diese sind tatsächlich unter Venlafaxin gering. Seit 1997 sind zwei neue selektive Serotonin-Rückaufnahmehemmer verfügbar: Citalopram *(Cipramil®)* und Sertralin *(Zoloft®)*.

Tritt zusätzlich zur depressiven Verstimmung ein Wahn auf *(psychotische Depression)*, muß die Therapie um ein Neuroleptikum ergänzt werden. Diese Kombination hat sich gegenüber der alleinigen Antidepressivatherapie als überlegen erwiesen.

Ist der depressive Patient besonders ängstlich und unruhig, sollten sedierende Antidepressiva wie z. B. *Amytriptylin* (Saroten®) verabreicht werden. Antriebssteigernde Antidepressiva sind dann zu vermeiden.

Bei chronisch verlaufenden Depressionen wie der dysthymen

Störung (früher als depressive Neurose bezeichnet) konnten trizyklische Antidepressiva in 60 Prozent der Fälle zu einer Remission führen (2). Auch hier zeigt sich, daß von überkommenen Vorstellungen Abschied zu nehmen ist. Zu Beginn der Psychopharmakotherapie hat man Antidepressiva nur bei den endogenen Depressionen eingesetzt. Die neurotischen Formen blieben der Psychotherapie vorbehalten. Die künstliche Trennung in Krankheitseinheiten rief getrennte und, wie sich herausstellte, nicht begründete Therapiestrategien hervor.

Eine Besonderheit stellt die *atypische Depression* dar. Es handelt sich um ein depressives Syndrom, bei dem die emotionale Schwingungsfähigkeit des Patienten noch weitgehend erhalten ist. Er kann zusätzlich vermehrten Appetit, vermehrtes Schlafbedürfnis, ausgeprägtes körperliches Schweregefühl haben und empfindlich gegenüber Zurückweisungen sein. Hier haben sich die MAO-Hemmer als besonders wirksam erwiesen (3). 80 Prozent der Patienten mit atypischer Depression besserten sich unter dieser Therapie deutlich. Das war nur bei 50 Prozent der mit trizyklischen Antidepressiva behandelten der Fall. Die atypische Depression ist ein Beispiel dafür, wie die moderne Pharmakotherapie auf die Einteilung von Krankheiten Einfluß nehmen kann. Gerade wegen der guten Wirksamkeit der MAO-Hemmer hat man dieses Krankheitsbild von anderen zu unterscheiden begonnen. Am Anfang dieser Erkenntnis standen also nicht distinkte psychopathologische Auffälligkeiten des Kranken, sondern die bessere Wirksamkeit einer Pharmakongruppe. Erst durch die auffällig gute Wirksamkeit der MAO-Hemmer aufmerksam gemacht, hat man begonnen, bei dieser Gruppe nach psychopathologischen Besonderheiten zu suchen. Man bezeichnet dies in der Pharmakotherapieforschung als *„pharmakologische Dissektion“* eines Krankheitsbildes. Dieses Beispiel zeigt, wie wichtig der funktionale Ansatz in der Psychiatrie geworden ist. Das wichtigste Kriterium, an dem die Krankheitsdiagnose gemessen wird, ist die Antwort auf die pharmakologische Therapie *(Therapie-Response)*.

Panikstörung

Panikattacken sind immer wieder auftretende, plötzlich einsetzende Angstanfälle, oft begleitet von vegetativen Symptomen. Das können sein: Atemnot, Schwindel oder Herzklopfen. Derartige Anfälle können die Patienten schwerst beeinträchtigen. Auch hier hilft ein Verniedlichen der Problematik, wie es sich im Ratschlag, „sich doch zusammenzunehmen", ausdrückt, nicht.

Am besten ist *Imipramin* (Tofranil®) bei Panikattacken geprüft. Eine gute Alternative könnten die Serotonin-Rückaufnahmehemmer sein. Ihre Wirksamkeit bei Panikattacken ist für die einzelnen Substanzen noch nicht abschließend zu beurteilen.

Um den Nebenwirkungen vorzubeugen, sollte man die Therapie mit sehr niedrigen Dosen beginnen und nur langsam eine Dosissteigerung vornehmen. Es hat sich gezeigt, daß zu Beginn die Gabe eines angstlösenden Benzodiazepins (siehe Kap. VII) sinnvoll sein kann; unter zusätzlicher Alprazolamtherapie (Tafil®) gab es weniger Therapieabbrüche als bei Therapie mit Imipramin allein (4). Wegen des Abhängigkeitsrisikos ist eine Dauertherapie mit einem Benzodiazepin nicht angezeigt. In jedem Fall sollten sich Arzt und Patient der Tatsache bewußt sein, daß erst nach einer gewissen Latenzzeit, die unter Umständen mehrere Wochen betragen kann, ein Wirkungseintritt unter einem Antidepressivum zu erwarten ist.

Generalisierte Angststörung

Die generalisierte Angststörung ist gekennzeichnet durch unrealistische oder übertriebene Angst und Besorgnis über Lebensumstände. Die Patienten leiden zudem unter vegetativer Übererregbarkeit, erhöhter Aufmerksamkeit, unruhiger Wachsamkeit sowie motorischer Spannung. Imipramin kann in ähnlichen Dosierungen wie bei der Depressionsbehandlung empfohlen werden. Auch bei der generalisierten Angststörung sind Benzodiazepine nur vorübergehend, Neuroleptika dagegen gar nicht zu empfehlen, da sie deutlich stärkere Nebenwirkungen als Benzodiazepine oder Antidepressiva haben.

Zwangserkrankung

Die Patienten leiden unter *Zwangsgedanken*, die sich ihnen immer wieder aufdrängen, oder unter *Zwangshandlungen*, die sie wiederholt ausführen müssen. Der Leidensdruck ist sehr groß. Ein erheblicher Teil des Tages wird von den Zwangsgedanken oder Zwangshandlungen beherrscht, obwohl den Patienten das Übertriebene ihres Tuns bewußt ist. Die Zwangshandlungen dienen oft dazu, vermeintlich schreckliche Ereignisse abzuwenden; ein Bezug zum abzuwendenden Geschehen ist nicht erkennbar. Inzwischen ist überzeugend nachgewiesen worden, daß Serotonin-Rückaufnahmehemmer bei der Zwangserkrankung wirksam sind. DieWirkung ist auch nachzuweisen, wenn nicht gleichzeitig eine depressive Symptomatik besteht. Die direkte Wirkung auf Serotoninrezeptoren scheint bei Zwangsstörungen notwendig zu sein. Sie kann offenbar nicht durch die Wirkung auf andere Rezeptorsysteme, wie etwa des Noradrenalins, ersetzt werden. Das spricht dafür, daß Serotonin-Rückaufnahmehemmer ein spezifisch zwangslösendes Potential haben. Aufgrund dieser differenzierten Therapie-Response (s. o.) wird zunehmend diskutiert, die Zwangsstörungen als eigenständiges Krankheitsbild zu betrachten und von den anderen Angststörungen abzugrenzen.

Mittel der Wahl bei Zwangserkrankungen sind *Clomipramin* und die meisten selektiven Serotonin-Rückaufnahmehemmer. Clomipramin ist zwar ein trizyklisches Antidepressivum, es hat jedoch eine ähnlich starke Hemmwirkung auf die Serotonin-Rückaufnahme wie die selektiven Serotonin-Rückaufnahmehemmer. Auch *Fluvoxamin* und *Paroxetin* sind wirksam. Für die anderen selektiven Serotonin-Rückaufnahmehemmer ist hingegen der Indikationsbereich noch nicht hinreichend geprüft. Der therapeutische Effekt setzt bei der Behandlung von Zwangserkrankungen in der Regel später ein als bei der Depression oder der Panikstörung. Er zeigt sich nicht selten erst nach einer Therapiedauer von zwei bis drei Monaten. Auch werden höhere Dosen als bei der Depressionsbehandlung benötigt. Abruptes Absetzen nach erfolgreicher Therapie führt zu hohen Rückfallsraten. Durch langsame Dosisreduktion und durch eine zusätzliche Verhaltenstherapie lassen sich die Rückfallsraten gering halten. Ein Absetzversuch ist erst ca. 18 Monate nach eingetretener Besserung sinnvoll. Das verlangt von dem Betroffenen viel Geduld. Die Chronizität der Erkrankung macht möglicherweise sogar eine langfristige Erhaltungstherapie notwendig. Vollständiger Rückgang der Zwangssymptomatik ist dabei nur gelegentlich zu erzielen. Unter Clomipramin wurde bei etwa zwei Dritteln der behandelten Patienten eine etwa 30- bis 60prozentige Reduktion der Beschwerden beobachtet. Dabei ist zu bedenken, daß ein zum Vergleich gegebenes Scheinpräparat keinerlei Wirkung erzielen konnte (5).

Phobien

Unter einer Phobie versteht man die anhaltende Angst vor einem bestimmten Objekt, z. B. einer Spinne, oder einer bestimmten Situation, z. B. einen großen Platz, eine Brücke zu betreten, in einen Zug einzusteigen oder sich in einer Menschenmenge zu befinden. Charakteristisch ist, daß in diesen Situationen beim Auftreten der Angst Flucht schlecht möglich bzw. Hilfe nicht verfügbar wäre *(Agoraphobie)*.

Agoraphobien treten daher häufig zusammen mit Panikattacken auf. Das kann dazu führen, daß die Kranken sich nicht mehr trauen, alleine das Haus zu verlassen, sozial vereinsamen und beruflich ihren Pflichten nicht mehr nachkommen können.

Imipramin wird bei Phobien zuerst verordnet. Patienten, deren Störung schwer ist, sprechen dabei besser auf dieses Medikament an, als wenn das Vermeidungsverhalten weniger ausgeprägt ist. Menschen, die an einer einfachen Phobie leiden, profitieren am ehesten von einer Verhaltenstherapie. Bei dem Vermeiden sozialer Situationen wie Sprechen, Essen oder Trinken in der Öffentlichkeit, Angst davor, zu erröten oder daß die Hände zittern, spricht man von *sozialer Phobie*. MAO-Hemmer helfen bei diesen Phobien dann, wenn das Krankheitsbild generalisiert ist, sich also nicht auf genau umschriebene Situationen bezieht wie etwa bei Lampenfieber vor einem Auftritt.

Eßstörungen

Trizyklische Antidepressiva und MAO-Hemmer sind bei der *Bulimie* wirksam. Bei diesem Krankheitsbild handelt es sich um eine vorwiegend bei jungen Frauen auftretende Eßstörung. Sie ist gekennzeichnet durch anfallsartige Eßattacken mit anschließendem selbst herbeigeführtem Erbrechen. Verschiedene Untersuchungen haben gezeigt, daß die medikamentöse Therapie (mit trizyklischen Antidepressiva oder MAO-Hemmern) bei 50 bis 75 Prozent der Patienten zu einer Abnahme der Eßattacken führte. Bei 25 Prozent kamen sie völlig zum Stillstand (6). Ein der Bulimie verwandtes Krankheitsbild ist die *Anorexia nervosa*. Im Unterschied zur Bulimie bringen sich die Patienten durch Dauerfasten mit erheblicher Gewichtsabnahme mitunter in einen lebensbedrohlichen Zustand. Verschiedene Pharmakotherapeutika sind auch hier versucht worden. Die Ergebnisse rechtfertigen noch keine klaren Therapieempfehlungen. Bei gleichzeitig vorliegender depressiver Symptomatik können Antidepressiva neben verhaltenstherapeutischen Maßnahmen indiziert sein.

Chronische Schmerzen

Antidepressiva sind bei chronischen Schmerzzuständen wirksam – unabhängig davon, auf welche Ursache die Schmerzen zurückzuführen sind. Die Dosis der Schmerzmittel, etwa Opium, kann bei zusätzlicher Gabe von Antidepressiva geringer gehalten werden. Der Gebrauch von starken Schmerzmitteln kann hinausgezögert werden. Ein wichtiger Vorteil gegenüber der Schmerzmittelgabe besteht darin, daß sich unter Antidepressiva keine Abhängigkeit oder Toleranz gegenüber immer höheren Dosen entwickelt.

Die analgetische Wirksamkeit der Antidepressiva ist zwar nachgewiesen, der Wirkmechanismus der Schmerzlinderung jedoch theoretisch noch nicht vollständig geklärt. Manche sprechen diesen Substanzen eine direkte schmerzstillende oder schmerzmodulierende Wirkung zu. Andererseits weiß man, daß bei Depressionen und Angstzuständen die Schmerzempfindlichkeit erhöht ist. Eine depressionslösende Substanz könnte dann allein durch die Stimmungsaufhellung schmerzlindernde Wirkung entfalten. Andere Autoren sehen in manchen chronischen Schmerzsymptomen auch eine reine Variante der depressiven Erkrankung. Dagegen spricht allerdings, daß die schmerzlindernde Wirkung schon nach wenigen Tagen, also deutlich vor der depressionslösenden Wirkung eintritt. Und auch bei nicht depressiven Patienten sind schmerzstillende Effekte beobachtet worden. Das spricht den Antidepressiva eine eigene analgetische Wirkung zu.

Zur Schmerzbehandlung werden hauptsächlich trizyklische Antidepressiva wie *Amitryptilin* (Saroten®), *Clomipramin* (Anafranil®), *Imipramin* (Tofranil®) und *Doxepin* (Aponal®) eingesetzt, jedoch in niedrigerer Dosierung, als dies für eine antidepressive Therapie notwendig ist. Die Anwendungsgebiete umfassen dabei Krebserkrankungen, rheumatische Erkrankungen, Kopfschmerzen, Rückenschmerzen und Ischialgien, Nervenschmerzen bei Zuckerkrankheit, Schmerzen nach Herpes Zoster (Gürtelrose), Phantomschmerzen nach Amputationen und atypische Gesichtsschmerzen.

Entzugssyndrome

Da unter Antidepressiva keinerlei Abhängigkeitsentwicklung zu befürchten ist, eignen sie sich zur unterstützenden Behandlung bei verschiedenen Entzugssyndromen wie *Opiat-, Barbiturat-, Benzodiazepin-* oder *Nikotinentzug*. Einige Untersuchungen deuten darauf hin, daß Desipramin oder Imipramin auch nach Absetzen von psychisch stimulierenden Substanzen wie *Kokain* oder *Amphetaminen* zur Behandlung des Entzugssyndroms hilfreich sind. Sie wirken der dabei auftretenden depressiven Verstimmung, der Erschöpfung und dem ausgeprägten Verlangen nach der Droge entgegen. Das Rückfallrisiko kann damit gesenkt werden. Größere Langzeitstudien zur Bestätigung dieser Ergebnisse stehen allerdings noch aus.

2. Nebenwirkungen der Antidepressiva

Während bei der Behandlung mit den Neuroleptika extrapyramidal-motorische Nebenwirkungen im Vordergrund stehen, herrschen bei den Antidepressiva die unerwünschten Wirkungen auf das *vegetative Nervensystem* vor. Die vorkommenden Irritationsphänomene können dabei von Patient zu Patient sehr unterschiedlich, sogar entgegengesetzt sein (siehe Tab. 3). Dies erklärt sich aus der Tatsache, daß die Antidepressiva auch andere Rezeptorsysteme blockieren oder aktivieren. Übelkeit bis zum Erbrechen, Kopfschmerzen, Schwindel und Herzklopfen kommen vor. Diese vegetativen Störungen manifestieren sich meist zu Behandlungsbeginn und können sich bei langfristiger Therapie zurückbilden. Ein Absetzen wird dadurch selten erforderlich. Viele dieser Begleitwirkungen treten unter den nicht-trizyklischen Antidepressiva, besonders den selektiven Serotonin-Rückaufnahmehemmern, und unter den MAO-Hemmern seltener auf.

Tabelle 3: Die Nebenwirkungen der Antidepressiva können von Patient zu Patient genau entgegengesetzt sein

Blutdrucksenkung	Blutdrucksteigerung
Pulsverlangsamung	Pulsbeschleunigung
Mundtrockenheit	vermehrter Speichelfluß
Verstopfung	Durchfall
Untertemperatur	Fieber
Schwitzen	trockene Haut
Hitzewallungen	Frösteln
Hautrötung	Blässe
Müdigkeit	Schlaflosigkeit
Harndrang	Störung des Harnflusses
Pupillenverengung	Pupillenerweiterung

Am wichtigsten ist die *orthostatische Hypotonie*. Darunter versteht man eine Blutdruckregulationsstörung, die sich besonders beim schnellen Aufstehen aus dem Liegen bemerkbar macht. Das Blut versackt in die Beinvenen, weil die Gefäße sich nicht schnell genug eng stellen können. Die Antidepressiva wirken dabei auf Rezeptoren in den Gefäßwänden ein und reduzieren dadurch deren Reagibilität auf Schwankungen des Füllungsdruckes und auf andere, körpereigene Blutdruckregulatoren. Bei den internistisch gesunden Patienten sind in der Regel unter zehn Prozent, bei Patienten mit einer Vorschädigung des Herzens, etwa einer Schwäche des Herzmuskels, aber bis zu 50 Prozent davon betroffen. Besonders bei älteren Patienten kann die Mangelregulation des Blutdrucks zu Stürzen mit komplizierten Folgen führen. Nur bei *Nortriptylin* (Nortrilen®) ist diese Nebenwirkung geringer ausgeprägt, sonst kommt sie bei allen trizyklischen Antidepressiva vor.

Die trizyklischen Antidepressiva führen außerdem zu Störungen der *Erregungsleitung* am Herzen. Dadurch werden elektrische Impulse von den Vorhöfen des Herzens verzögert in die Herzkammern weitergeleitet. Ein gestörter und ineffizienter Herzschlag kann die Folge sein. Der Patient spürt dies u. U. als *Herzstolpern*. Bei bestimmten *Rhythmusstörungen* (Links-oder Rechts-Schenkelblock, AV-Block 3. Grades) dürfen trizyklische Antidepressiva nicht gegeben werden. Bei weniger ausgeprägten Rhythmusstörungen sollte ein Kardiologe hinzugezogen werden. Herzgesunde haben keine ernsten Nebenwirkungen zu befürchten. Bei fehlenden EKG-Veränderungen vor und zu Beginn der Therapie und bei jüngeren Menschen sind daher auch keine EKG-Kontrollen später notwendig. Leichte EKG-Veränderungen (Repolaristionsstörungen wie T-Abflachungen, T-Negativierungen, ST-Senkungen und Sinustachykardien) zwingen jedenfalls nicht zu einem Absetzen der Therapie. Trizyklische Antidepressiva haben eine antiarrhythmische Wirkung. Deshalb sollten, um eine Potenzierung der Wirkung zu vermeiden, zusätzlich keine chinidinähnlichen Präparate verabreicht werden. Die Nebenwirkungen auf das Herz-Kreislauf-System sind bei den nicht-trizyklischen Antidepressiva insgesamt geringer als bei den trizyklischen. Besonders günstig schneiden hier wieder die Serotonin-Rückaufnahmehemmer ab.

Eine Erhöhung der Herzschlagfolge bis zu 120–160 Schlägen pro Minute kann mitunter eine Reduktion oder auch das Absetzen der Therapie erfordern. Wirklich gefährliche Rhythmusstörungen sind allerdings nur bei Vergiftungen zu erwarten. Die richtige Dosis, besonders auch eine Überdosis, kann durch die Bestimmung der Konzentration im Blut (Plasmaspiegelkontrolle) diagnostiziert werden. Eine Arrhythmie erzwingt das sofortige Absetzen des Medikamentes.

Psychische Nebenwirkungen

In den ersten Behandlungstagen kann es zu akut einsetzenden deliranten Symptomen kommen, insbesondere bei den Antidepressiva mit sogenannter anticholinerger Wirkkomponente wie zum Beispiel Amitriptylin und Imipramin. Eine Delirentwicklung wird dabei durch eine zu schnelle Dosissteigerung begünstigt.

Bei Patienten mit bipolarer Erkrankung (es können Depressionen und Manien auftreten) provozieren Antidepressiva sehr selten das Umkippen in eine manische Phase. Während oder nach Beendigung einer depressiven Therapie kann es auch zu leichten manischen Nachschwankungen kommen. Depressive Patienten sind häufig suizidgefährdet. Die Prognose einer depressiven Erkrankung ist wesentlich von der *Suizidrate* mitbestimmt. Werden gehemmt-depressive Patienten mit Antidepressiva behandelt, wird zunächst oft nur eine Antriebssteigerung beobachtet. Erst verzögert kommt es schließlich auch zu einer Stimmungsaufhellung. Diese zeitversetzte Wirkung auf Antrieb und Stimmungslage kann eine Suizidgefährdung bedeuten, da der Patient erst durch die Antriebssteigerung die nötige Kraft aufbringt, die von der niedergedrückten Stimmung diktierten Suizidimpulse auch in die Tat umzusetzen. Das kann durch Kombination mit einem Benzodiazepin verhindert werden. Bei schon bestehender Suizidalität und bei agitiert-ängstlich-depressiven Patienten sollten antriebsteigernde Antidepressiva bzw. nicht-sedierende Antidepressiva vermieden werden.

Andere Nebenwirkungen

Die *Blutzuckerwerte* können sich unter Antidepressiva verändern. Deshalb sollten zuckerkranke Patienten sich häufiger kontrollieren lassen.

Unter trizyklischen Antidepressiva kommt es selten zu hormonellen unerwünschten Wirkungen wie Erektionsstörungen oder anderen *sexuellen Dysfunktionen.*

Unter den Serotonin-Rückaufnahmehemmern ist ein spezielles Nebenwirkungsspektrum beschrieben. Dazu gehören Übelkeit, Brechreiz, Durchfälle oder Verstopfung und Kopfschmerzen. Besonders zu Beginn der Therapie kann auch verstärkt innere Unruhe auftreten. Für Krampfanfälle gilt, wie bei den Neuroleptika, daß zerebrale Vorschädigungen hierzu prädisponieren.

Bei schlagartigem Absetzen nach langfristiger Gabe von Antidepressiva können Absetzerscheinungen mit Unruhe, Schweißausbrüchen, Übelkeit, Erbrechen und Schlafstörungen die Folge sein. Das darf aber nicht mit Entzugserscheinungen verwechselt werden. Antidepressiva erzeugen keine Abhängigkeit.

Kontraindikationen

Die anticholinerge Wirkkomponente kann zu Störungen verschiedener Schließmuskeln, etwa im Darm, an der Blase oder im Auge führen. Antidepressiva sollten daher bei folgenden Vorerkrankungen nicht verabreicht werden:

- *Harnentleerungsstörungen;* bei Patienten mit Prostatavergrößerung können Antidepressiva mit geringer oder fehlender anticholinerger Wirkung wie Mianserin, Trazodon oder Serotonin-Rückaufnahmehemmer gegeben werden; daneben sind laufende urologische Kontrollen notwendig.
- *Engwinkelglaukom.*

Im ersten Drittel der Schwangerschaft sollten Antidepressiva vermieden werden; falls im Laufe der Schwangerschaft später eine antidepressive Therapie notwendig wird, kann Imipramin verabreicht werden.

3. Routineuntersuchungen bei antidepressiver Therapie

Aus den genannten Nebenwirkungen ergibt sich, daß eine medikamentöse antidepressive Therapie eine Reihe von Untersuchungen vor und während der Therapie notwendig macht. Sie sind in Tabelle 4 zusammengefaßt.

Wie auch bei der Neuroleptikatherapie muß insbesondere die wichtige Frage der Verkehrstüchtigkeit angesprochen werden. In der ersten akuten Behandlungsphase sollte der Patient nicht Auto fahren. Bei Suizidgefahr besteht unabhängig von der Medikation ein Fahrverbot. Andere Medikamente wie Benzodiazepine, Schlafmittel, Schmerzmittel und Anti-Parkinson-Mittel können die Fahrtauglichkeit noch zusätzlich vermindern. Das gilt insbesondere für Alkoholgenuß.

Es ist Aufgabe des behandelnden Arztes, den Patienten über die möglichen Begleiterscheinungen einer Antidepressivatherapie aufzuklären. Jeder Patient sollte sich verdeutlichen, daß die unerwünschten Nebenwirkungen *nicht* bedeuten, daß es sich um schädliche Medikamente handelt. Die Nebenwirkungen ergeben sich vielmehr aus der Tatsache, daß diese Psychopharmaka letztlich noch nicht selektiv genug an ganz bestimmten Synapsen im Gehirn wirksam werden. Noch sind diese Medikamente so beschaffen, daß sie auch an anderen Organen auf Rezeptoren mehr oder weniger stark einwirken. Je besser es gelingt, mit Hilfe biochemischer und molekularbiologischer Methoden die Spezifität der Rezeptoren für bestimmte psychische Leistungen zu beschreiben, desto besser werden auch die Nebenwirkungen beherrschbar werden. Bis dahin können aber durch eine vernünftige Kontrolle der genannten Parameter irreparable Gesundheitsschäden vermieden werden. In jedem Fall darf bei einer sorgsamen Risiko-Nutzen-Analyse nicht übersehen werden, daß eine nicht eben seltene Komplikation der

Tabelle 4: Empfehlungen für Routineuntersuchungen unter Antidepressivatherapie (* = Anzahl der Kontrolluntersuchungen)

	vor Therapiebeginn	Monate 1	2	3	4	5	6	vierteljährlich	halbjährlich
Blutbild (trizykl. AD[1])	*	**	**	**	*	*	*	*	
Blutbild (andere AD)	*	*					*		*
Blutdruck/Puls	*	*	*	*	*	*	*	*	
Niere	*			*			*		*
Leber	*	*	*	*			*	*	
Herz/EKG	*	*					*[a]		*[a]
Nervensystem/ EEG	*	*							

1) Für trizyklische Antidepressiva sind auch bei den anderen genannten Organsystemen (Leber, Herz) häufigere Kontrollen notwendig.
*[a] = Kontrolle bei Patienten über 60 Jahren

Diese Angaben stellen ein vereinfachtes Schema dar. Bei einzelnen Medikamenten kann ein abweichendes Vorgehen notwendig sein. Außerdem entscheidet zusätzlich das Alter des Patienten darüber, wie oft manche Untersuchungen vorzunehmen sind. Bei pathologischen Ausgangsbefunden bzw. bei neu auftretenden pathologischen Veränderungen während der Therapie ist die Kontrollfrequenz entsprechend anzupassen (zu Detailfragen siehe Benkert/Hippius, *Psychiatrische Pharmakotherapie*, 1995).

Depression der Suizid ist. Den Betroffenen hier wirksame Medikamente im Hinblick auf deren Nebenwirkungen vorzuenthalten, spiegelt dann letztlich nicht ein rationales Abwägen, sondern eine gesellschaftliche Einstellung wider. Um wieviel eher wird einem Krebspatienten – von Ärzten, Angehörigen und ihm selbst – eine aggressive Chemotherapie zugemutet? Daß Nebenwirkungen so oft gegen die Antidepressiva, nicht jedoch gegen andere Medikamente angeführt werden, zeugt eher von einem Unterschätzen der depressiven Erkrankung. Die ungleichgewichtige, nicht rationale Bewertung von Nebenwirkungen verschiedener Medikamentengruppen bemäntelt nur allzuoft das Vorurteil, es handele sich bei depressiven Syndromen um bloße Befindlichkeitsstörungen. Damit nimmt man nicht nur die Betroffenen nicht ernst, man enthält den ernsthaft kranken Menschen unter Umständen auch eine wirksame Therapie vor.

4. Antidepressiva-Plasmakonzentrationen

Wie bei den meisten Medikamenten besteht auch für Psychopharmaka nicht immer ein linearer Zusammenhang zwischen der eingenommenen Menge und den tatsächlichen Blutspiegeln. Die Messungen der Antidepressiva-Plasmakonzentration gehören nicht zu den Routineuntersuchungen während der Therapie. Sie haben aber die psychiatrische Psychopharmakotherapie bereichert. Die Möglichkeit, die Konzentration von einigen Antidepressiva im Blut zu messen, objektiviert die Vermutungen, wieviel des eingenommenen Pharmakons wirklich das Zielorgan erreichen kann. Zunächst versuchte man, Plasmakonzentrationen und die therapeutische Wirksamkeit miteinander in Beziehung zu setzen. Die Frage, welche Blutspiegelkonzentrationen tatsächlich wirksam sind, ist jedoch bis heute noch nicht hinreichend geklärt. Eindeutige Daten liegen für das Nortriptylin vor. In einem mittleren Dosisbereich, das sind 50–150 ng/ml (= therapeutisches Fenster), wird eine optimale Wirkung beobachtet. Bei darunter oder darüber liegenden Konzentrationen ist die antidepressive Wirkung geringer. Für andere Antidepressiva ist die Datenlage weniger eindeutig.

Oft besteht jedoch ein meßbarer Zusammenhang zwischen der Plasmakonzentration und der Häufigkeit bzw. der Stärke der Nebenwirkungen. Bei Amitriptylin, Imipramin und Desipramin kommt es bei überhöhten Plasmakonzentrationen (über 450 ng/ml) in zwei Dritteln der Fälle zu delirartigen Zuständen. Bei Werten unter 300 ng/ml ist dies jedoch nur in drei Prozent der Fall.

Plasmakonzentrationen sind auch hilfreich, wenn es darum geht, die Auswirkungen seltener Stoffwechselanomalien für die Psychopharmakotherapie zu erkennen. So nimmt man an, daß etwa vier bis sieben Prozent der Bevölkerung aufgrund eines genetischen Polymorphismus Antidepressiva nur sehr langsam verstoffwechseln können *(slow metabolizers)*. Sonst ungefährliche Standarddosen können bei diesen Patienten zu stärkeren Nebenwirkungen bis hin zu Vergiftungen führen. Plasmakonzentrationsmessungen haben sich daher vor allen Dingen zur Kontrolle der Nebenwirkungen bewährt. Werden diese unter der Therapie beobachtet und erhöhte Spiegel gemessen, so kann nach Aufdeckung des Zusammenhangs die Dosis reduziert werden. Das gleiche gilt für das Nichtansprechen auf eine Therapie. Hier kann ein zu niedriger Medikamentenspiegel im Blut die Ursache sein. In beiden Fällen kann die Aufklärung der Ursachen den Betroffenen und den Arzt für eine Fortführung der angepaßten Therapie motivieren.

Plasmaspiegelkontrollen spielen auch bei der Lithiumtherapie (siehe Kap. V) eine Rolle. Sie sind auch für manche Neuroleptika möglich.

5. Medikamenten- und Nahrungsmittelwechselwirkungen

Nebenwirkungen können schließlich durch Wechselwirkungen mit anderen Medikamenten entstehen. Diese können andererseits auch dazu führen, daß die Wirksamkeit der Antidepressiva herabgesetzt wird. Einen Überblick dazu gibt Tabelle 5.

Spezielle Erwähnung verdienen Kombinationen mit anderen Antidepressiva, die vermieden werden sollten. Das ist nicht allein für das Verschreibungsverhalten des Arztes wichtig. Auch Patienten, die mitunter eine beginnende Krise durch Selbstmedikation beherrschen wollen, sollten sich klarmachen, welche Kombinationen sie unter allen Umständen vermeiden müssen. Dazu gehören Serotonin-Rückaufnahmehemmer und MAO-Hemmer. Nach Absetzen eines Serotonin-Rückaufnahmehemmers sollten je nach Präparat zwei bis fünf Wochen vergehen, bevor ein MAO-Hemmer verordnet wird. Die umgekehrte Karenzzeit – Therapie mit MAO-Hemmern bis zur Einnahme von Serotonin-Rückaufnahmehemmern – beträgt zwei Wochen. Gleichzeitige Einnahme hat in der Vergangenheit zu dem zen-

Tabelle 5: Wechselwirkungen von Medikamenten sowie Nahrungs- und Genußmitteln mit Antidepressiva

---

Nikotin – Barbiturate – Alkohol

Sie erhöhen die Verstoffwechselungskapazität für Eiweiße (Enzyme), die auch für den Abbau der Antidepressiva zuständig sind. Deren Konzentration im Blut sinkt dann schneller, die Wirkung der Antidepressiva ist vermindert.

Kontrazeptiva und andere Östrogenpräparate

Sie senken den Blutspiegel der Antidepressiva. Die Wirkung kann vermindert sein.

Neuroleptika

Sie hemmen die Abbauenzyme, die Antidepressivawirkung kann sich folglich ohne Dosiserhöhung verstärken. Das gilt auch für die Nebenwirkungen.

Beruhigungsmittel (Sedativa) und Alkohol

Zusammen mit Antidepressiva können sie zu Benommenheit bis hin zum Koma führen.

Blutdrucksenkende Medikamente

Substanzen wie Clonidin (Catapresan®) können in ihrer blutdrucksenkenden Wirkung durch Antidepressiva abgeschwächt werden. Antidepressiva selbst können den Blutdruck sowohl erhöhen als auch senken (siehe Tabelle 3).

Stimulantien, Lokalanästhetika und *blutdrucksteigernde Mittel* können zusammen mit Antidepressiva zu Blutdruckkrisen führen.

---

tralen *Serotonin-Syndrom* geführt. Dabei kommt es zur Erregung bis hin zur Bewußtseinstrübung, erhöhter Muskelspannung, unwillkürlichen Muskelzuckungen und Zittern.

Eine besondere Diät verlangen die irreversiblen MAO-Hemmer wie *Tranylcypromin.* Die Substanz geht eine feste, kovalente Bindung mit dem Enzym Monoaminoxidase ein. Nach Einnahme stark aminhaltiger Lebensmittel kann es zu überhöhtem Blutdruck und auch zu Blutdruckkrisen kommen. Die in großen Mengen in bestimmten Nahrungsmitteln (Käse,

Hefeprodukte, Bohnen, Schokolade, bestimmte Wurstsorten) enthaltenen Amine können von dem irreversibel gehemmten Enzym nicht zur Genüge abgebaut werden. Sie führen, vermutlich über eine Anreicherung von Noradrenalin an den Synapsen, zu einer Steigerung des Blutdrucks. Der Patient muß darüber aufgeklärt werden, diese Lebensmittel zu vermeiden.

Es sollte zur Regel werden, bei Gabe von Tranylcypromin keine andere Zusatzmedikation zu verordnen. Auch hier gilt, daß Patienten eine Selbstmedikation unterlassen sollten.

Ein Fortschritt wurde durch die Entwicklung reversibel an die MAO-bindenden Substanzen erreicht. Dazu gehört der MAO-Hemmer *Moclobemid,* dessen MAO-Bindung spätestens nach 24 Stunden abgeklungen ist. Bei den irreversiblen Hemmern dauerte dieser Zustand sieben bis zehn Tage.

In den letzten Jahren ist das Wissen um die abbauenden Enzyme der Psychopharmaka gewachsen. Beispielsweise werden durch Cytochrom P450-Enzyme, von denen jetzt zehn verschiedene Untertypen bekannt sind, viele Antidepressiva, Neuroleptika und Benzodiazepine oxydiert und demethyliert. Verschiedene Psychopharmaka können durch ein und dasselbe Enzym verstoffwechselt werden und „konkurrieren" dann um den Abbau. Dann kann der Plasmaspiegel eines der beiden Medikamente erheblich ansteigen. So erhöht beispielsweise das Antidepressivum Fluvoxamin die Wirkstoffkonzentration des Neuroleptikums Clozapin. Wenn eine solche Kombination um den Abbau konkurrierender Medikamente zufällig einem *slow metabolizer* (s. Seite 70) verordnet wird, können sich sogar toxische Blutspiegel entwickeln. Da auch nicht-psychotrope Substanzen, wie z. B. Medikamente gegen Bluthochdruck oder Herzrhythmusstörungen oder Mittel zur Blutverdünnung von den gleichen Enzymen abgebaut werden, ist wegen der Gefahr unerwünschter Wechselwirkungen von einer Selbstmedikation jeglicher Arzneimittel dringend abzuraten.

6. Wirkungseintritt und Therapiedauer

Am schnellsten tritt die dämpfende Wirkung der Antidepressiva ein. Das kann schon am Tag des Therapiebeginns sein. Bei zusätzlichen Einschlafstörungen ist das von besonderem Nutzen. Die Antriebssteigerung ist nach einigen Tagen, die depressionslösende Wirkung frühestens nach 14 Tagen zu erwarten. Die Bedeutung dieser Wirklatenz für das Selbstmordrisiko wurde schon erwähnt. Die Stimmungsaufhellung kann aber auch mehrere Wochen auf sich warten lassen. Das erfordert von den Patienten und behandelnden Ärzten viel Geduld. Erst nach 4–6 Wochen Nichtansprechen auf die Medikation spricht man von Therapieresistenz. Nach Besserung unter der Therapie sollte – um einen Rückfall zu verhindern – mit der Behandlung mindestens sechs Monate fortgefahren werden, bei der Zwangserkrankung sogar 18 Monate (Erhaltungstherapie). Bei wiederholt auftretenden Depressionen muß allerdings eine Rezidivprophylaxe erfolgen (s. Kap. V). Eine langfristige Behandlung mit Antidepressiva zur Prophylaxe weiterer depressiver Episoden ist allerdings nur bei unipolaren Depressionen, wenn die Krankheit also durch rein depressive Phasen gekennzeichnet ist, sinnvoll.

7. Andere Behandlungsmethoden der Depression

Da es in diesem Buch nicht um die Behandlung einer Depression, sondern um die Wirkung von Psychopharmaka geht, kann auf die übrigen wirksamen Behandlungsverfahren bei einer Depression nicht näher eingegangen werden. Dazu gehören u. U. Schilddrüsenhormone und Östrogene, Schlafentzug, Lichttherapie, Elektrokrampftherapie und psychotherapeutische Verfahren.

In Deutschland werden mehr und mehr Hypericum-(Johanniskraut-)Präparate eingesetzt. Sie werden als „natürliche" Behandlungsmethoden angesehen. Bevor eine Empfehlung für die Medikation bei depressiven Patienten gegeben werden kann, muß allerdings erst ein Wirksamkeitsnachweis erfolgen. Dies ist bisher in ausreichendem Maße noch nicht geschehen. Auch ist der Wirkmechanismus dieser Präparate – wenn sie wirken sollten – unbekannt.

V. Psychopharmaka zur Phasenprophylaxe bei Affektiven Psychosen

Die Prognose einer Psychose ist um so schlechter, je häufiger die Krankheitsphasen wiederkehren. Denn nicht nur die Phasen selbst sind bedrückend und wegen der Suizidgefahr für den Patienten auch akut lebensbedrohlich. Viele Kranke leben auch zwischen den Phasen in der Angst vor einem erneuten Ausbruch. Immer wieder auftretende Depressionen zerstören unter Umständen auch ein stabiles Beziehungsnetz in privaten und sozialen Bindungen. Das verdeutlicht, warum nicht allein der Behandlung des akuten Krankheitsgeschehens, sondern auch der Prophylaxe weiterer Krankheitsphasen entscheidende Bedeutung zukommt. In Kapitel VI wird erläutert, daß durch langfristige Neuroleptikagabe Rezidive von Psychosen aus dem schizophrenen Formenkreis in hohem Maße verhindert werden können. Seit der Entdeckung der Antidepressiva ist für die Behandlung der Affektiven Psychosen die Lithiumprophylaxe als *der* wesentliche Fortschritt zur Phasenprophylaxe anzusehen.

1. Wirkungsweise

Lithium ist ein einwertiges Metall aus der Gruppe der Alkalimetalle. Es kommt in der Natur nur als Salz in Mineralien, Mineralwasser, Pflanzen- und Tiergeweben vor. In menschlichen Geweben finden sich ebenfalls Spuren von Lithium, seine Funktion für den Organismus ist jedoch nicht bekannt.

Lithium hat an den erregbaren Nervenmembranen ähnliche elektrophysiologische Wirkungen wie die einwertigen Metallionen Natrium und Kalium. Von der Natriumpumpe (siehe Kap. III) wird Lithium jedoch im Vergleich zu Natrium zehn- bis 25mal langsamer aus der Zelle wieder hinausbefördert. Auch an Membranen der Niere wird Lithium ähnlich behandelt wie Natrium. Das erklärt, warum sich Lithium bei salzarmer, d.h. natriumarmer Kost bis zu toxischen Konzentrationen im Organismus anreichern kann. Anstelle von Natrium wird dann nämlich Lithium vermehrt im Körper zurückbehalten.

Lithium verändert außerdem den Kalziumeinstrom und damit die kalziumabhängigen Membranleitfähigkeiten einer erregbaren Membran. Die dadurch bedingte Hyperpolarisation (siehe Kap. III) führt zu verminderter Zellaktivität.

Neben dieser direkten Wirkung auf die elektrische Zellaktivität greift Lithium indirekt über die Stimulierbarkeit von second messengern in die Zellkommunikation und den Zellstoffwechsel ein. Offenbar wird die Kopplung von Rezeptoren und G-Proteinen gehemmt. Dabei ist vermutlich der Eingriff in den Phosphatidylinositolstoffwechsel entscheidend, über den wichtige Neurotransmitter wie das Noradrenalin, Acetylcholin, Histamin oder Serotonin ihre Botschaften an die Zelle vermitteln. Je nachdem, ob es sich bei den G-Proteinen um stimulierende oder hemmende Proteine handelt, kann Lithium die Neurotransmitterwirkungen entweder abschwächen oder verstärken. Diese Wirkungen variieren in den einzelnen Hirnregionen.

Neben einer Beeinflussung des Serotoninstoffwechsels wird unter Lithium vermutlich vermehrt Noradrenalin freigesetzt, und zwar durch eine Aufhebung des von Alpha-2-Rezeptoren vermittelten negativen Feedback-Mechanismus. Das würde teilweise – geht man von der Monoaminhypothese der Depression aus – die antidepressive Wirkung erklären.

Außerdem soll es unter Lithium zu einer Verlängerung der zirkadianen Rhythmik kommen. Viele Stoffwechselvorgänge unterliegen einem von Schlaf-Wach-Zyklus bestimmten Auf und Ab, einem eigenen chronobiologischen Rhythmus. Eine der Hypothesen über die Entstehung von Depressionen geht davon aus, daß diese durch eine *Phasenvorverschiebung* (phase advance) des täglichen Rhythmus ausgelöst sei. Lithium führt nun zu einer Verzögerung dieses Taktes – wie das auch bei Probanden geschieht, die eine Zeitlang ohne äußere Zeitgeber (Tag–Nacht) leben. Deshalb könnte die Synchronisation und Verzögerung der bei der Depression krankhaft verlängerten zirkadianen Rhythmen die phasenprophylaktische Wirkung von Lithium erklären.

Warum der phasenprophylaktische Effekt von Lithium erst mit einer Verzögerung von mindestens einem halben Jahr eintritt, konnte bisher noch nicht befriedigend geklärt werden.

2. Anwendungsbereiche

Eine Lithiumprophylaxe sollte prinzipiell dann überlegt werden, wenn innerhalb eines Jahres eine weitere Phase oder innerhalb von drei bis fünf Jahren zwei weitere Phasen der folgenden Krankheiten auftreten:

- Bipolare affektive Störung (manische *und* depressive Episoden)
- Rezidivierende depressive Episode
- Rezidivierende manische Episode
- Schizoaffektive Psychose (Depression oder Manie, die zugleich oder im Verlauf auch Kriterien der Schizophrenie erfüllt)

Bei vier oder mehr Phasen einer bipolaren Erkrankung innerhalb eines Jahres spricht man von sogenannten *„rapid cyclers"*, bei denen Lithium oft keine ausreichendeWirkung zeigt.

Bei der Beurteilung des Therapieerfolges ist nicht allein in einer Verminderung weiterer Phasen ein positiver Effekt zu sehen. Da die Phasenhäufigkeit mit der Dauer der Erkrankung zunimmt, kann auch eine gleichbleibende Phasenfrequenz schon ein Erfolg sein. Daher kann das Versagen einer Lithiumtherapie nur unter Berücksichtigung des individuellen Krankheitsverlaufs beurteilt werden. Der Versuch einer Lithiumprophylaxe sollte in der Regel jedoch nicht vor drei Jahren abgebrochen werden.

Bei der einfachen Manie kann der Patient auch in der akuten Krankheitsphase mit Lithium behandelt werden. Treten in der Manie zusätzlich Wahninhalte oder aggressive Verhaltensweisen auf, sollte die Therapie durch Neuroleptika ergänzt werden. Die Wirkung des Lithiums setzt nach etwa acht bis zehn Tagen ein.

Eine Kombination von Antidepressiva mit Lithium ist dann

angezeigt, wenn sich eine Depression mit Antidepressiva allein nicht ausreichend behandeln läßt. Bei insgesamt 20 Prozent aller Patienten soll innerhalb von zwei Wochen unter einer solchen Therapie eine deutliche Besserung eintreten.

3. Nebenwirkungen

Da Lithium dem Natrium so ähnlich ist und dieses Metall-Ion wesentlich den *Salz-* und *Wasserhaushalt* des Organismus bestimmt, sind insbesondere in diesem Bereich Nebenwirkungen zu erwarten. Unter Lithiumtherapie kommt es bei 20 bis 40 Prozent aller Patienten zu einer Einschränkung der Konzentrationsfähigkeit der Niere. Das bedeutet, daß die Niere, um Stoffwechselabfallprodukte aus dem Körper zu entfernen, sehr viel mehr Wasser ausscheiden muß als bei normaler Konzentrationsfähigkeit. Die Patienten leiden unter Harnflut *(Polyurie)*, haben häufiger Durst und müssen mehr trinken *(Polydipsie)*. Diese Veränderung ist meist harmlos und reversibel. Nach allen bisherigen Erfahrungen geht auch eine langjährige Lithiumeinnahme nicht mit einer Einschränkung der Nierenfunktion einher. Abgesicherte Berichte über entzündliche und strukturelle Veränderungen im Nierengewebe gibt es nicht. Da Lithium in der Niere wie Natrium behandelt wird, wird statt des Natriums teilweise Lithium im Körper zurückbehalten. Natrium wird also vermehrt ausgeschieden. Aus diesen Gründen ist Lithium bei allen gravierenden Störungen des Salz- und Wasserhaushaltes oder Nierenfunktionsstörungen kontraindiziert.

Zusätzlich kann es zur *Schilddrüsenmangelfunktion*, selten zur Kropfbildung (euthyreote Struma) kommen. Mit Schilddrüsenhormon sind diese Störungen leicht zu behandeln.

Zehn bis 20 Prozent der Patienten klagen über *Gewichtszunahme*.

Bei manchen Symptomen wie Konzentrationsstörungen, Abnahme der Kreativität, Müdigkeit oder Sexualstörungen ist nicht immer eindeutig zu sagen, ob es sich tatsächlich um eine Nebenwirkung des Lithium handelt. Diese könnten zum

Beispiel auch Symptome der Depression oder einer Schilddrüsenerkrankung sein und bei deren Therapie wieder verschwinden.

Zu Beginn der Therapie kann es zu hochfrequentem Zittern (Tremor) der Hände, Beschwerden im Magen-Darm-Bereich oder Muskelschwäche kommen. Diese Symptome, ebenso wie eine Polyurie oder Polydipsie zu Therapiebeginn, sollten nicht zu einer Unterbrechung der Lithiumgabe führen. Sie können später spontan verschwinden.

4. Lithiumintoxikation

Wenn die Konzentration im Blut bestimmte Grenzwerte überschreitet (mehr als 1,6 Millimol pro Liter), kann es zu Vergiftungserscheinungen *(Lithiumintoxikation)* kommen. Ursache sind unkontrolliertes Einnehmen von Lithium, Störungen im Salz- und Wasserhaushalt, etwa bei übertriebenen Diäten, starkem Schwitzen oder einer unkontrollierten Kombination mit harntreibenden Mitteln. Auch Schmerzmittel und blutdrucksenkende Substanzen wie die ACE-Hemmer vermindern die Ausscheidung von Lithium und führen zu einer Anreicherung im Körper. Schließlich stellen auch Narkosen und Operationen ein erhöhtes Risiko dar.

Die Vergiftung beginnt mit Erbrechen, Durchfall, Händezittern, Schwindel, verwaschener Sprache, Muskelstarre und Muskelzuckungen, Schreibkrämpfe, Krampfanfälle, Schläfrigkeit bis zum Koma. Der Patient sollte über die Intoxikationserscheinungen aufgeklärt sein, damit er sie von ungefährlichen Nebenwirkungen unterscheiden kann.

Die Messung der *Lithiumplasmaspiegel* ermöglicht es, die therapeutischen Grenzen – die bei dieser Substanz sehr eng sind – einzuhalten. In Konzentrationen unter 0,5 bis 0,6 Millimol pro Liter im Blut besteht vermutlich keine therapeutische Wirkung mehr. Plasmaspiegel von 0,6 bis 1,0 Millimol pro Liter sind für eine rezidivprophylaktische Wirkung ausreichend. Da für die Akutbehandlung bei einer manischen Psychose höhere Dosen notwendig sind – hierbei sollte der Plasmaspiegel zwischen 1,0 und 1,2 Millimol pro Liter betragen –, sind Kontrollen in Abständen von zwei bis drei Tagen notwendig.

Intoxikationen sind durch regelmäßige Kontrollen und bei guter Compliance des Patienten vermeidbar. Sie treten in der Regel erst bei Konzentrationen über 1,6 Millimol pro Liter auf. Da der Bereich der therapeutischen Wirksamkeit sehr nahe bei dem gefährlichen Bereich überhöhter Konzentration liegt, muß der Patient diszipliniert sowohl die Einnahme als auch die regelmäßigen Kontrollen einhalten. Diese sind zunächst wöchentlich, später alle drei Monate notwendig. Die Blutentnahme für eine Lithiumblutspiegeluntersuchung muß dabei exakt zwölf Stunden nach der letzten Einnahme erfolgen. Der Patient sollte daher über die Bedeutung der Plasmaspiegel und deren Grenzen aufgeklärt werden.

5. Lithium und Schwangerschaft

Frauen, die Lithium erhalten, sollten für eine sichere Kontrazeption sorgen. Sowohl Mißbildungen am Herzen als auch Atembeschwerden und Schilddrüsenvergrößerungen sind bei Säuglingen, deren Mütter Lithium eingenommen haben, in einigen Fällen beschrieben worden. Bei Eintritt einer Schwangerschaft sollte daher die Lithiumtherapie unterbrochen werden. Da Lithium in der Muttermilch bis zur Hälfte der Konzentration im Blut der Mutter erreichen kann, sollte auch in der Stillzeit keine Lithiumtherapie erfolgen bzw., wenn die Einnahme notwendig ist, auf das Stillen verzichtet werden.

6. Rezidivprophylaxe durch Lithium

Die Wirksamkeit einer Erhaltungstherapie mit Lithium ist einer der am besten untersuchten psychopharmakologischen Effekte. Der Vergleich vieler Einzelstudien hat ergeben, daß unter Lithiumtherapie knapp ein Drittel der (unipolar) depressiven Patienten einen Rückfall erleidet. Wurde ein Placebopräparat verabreicht, betrug die Rückfallquote hingegen 70 Prozent. Für Patienten, die sowohl manische als auch depressive Phasen durchleben (bipolar depressiv), sind die Ergebnisse ähnlich (37 gegenüber 79 Prozent). Berechnungen aus amerikanischen und europäischen Studien besagen, daß der rezidivprophylaktische Effekt von Lithium etwa 45 Prozent höher liegt als der eines Scheinpräparates. Bei einigen Patienten kann es nach vielen Jahren erfolgreicher Prophylaxe trotz fortgeführter Lithiumtherapie dennoch zu einem Rückfall kommen.

7. Carbamazepin

Mit dem Carbamazepin steht seit neuestem ein zweites Mittel zur Phasenprophylaxe bei affektiven Psychosen zur Verfügung.

Carbamazepin wird schon seit langem zur Behandlung von Epilepsien und Trigeminusneuralgien verwendet. Der Wirkungsmechanismus der Substanz bei der Prophylaxe affektiver Psychosen ist bislang nicht geklärt.

Es ist vom Bundesinstitut für Arzneimittel und Medizinprodukte für diesen Indikationsbereich für den Fall zugelassen, daß eine Lithium-Therapie versagt hat oder Lithium nicht angewendet werden darf. Der phasenprophylaktische und antimanische Effekt von Carbamazepin konnte in mehreren Studien belegt werden. Bei der Behandlung akuter manischer Syndrome wurde bei etwa 60 Prozent der Patienten eine zufriedenstellende Wirkung beobachtet. Als Nebenwirkungen können vor allem bei Therapiebeginn Müdigkeit, Schwindel, Bewegungsstörungen, Übelkeit und Erbrechen, Sehstörungen oder Herzrhythmusstörungen auftreten. Weiterhin sind Funktionsstörungen der Schilddrüse beobachtet worden. Zu achten ist auf eine mögliche Blutbildschädigung. Es sind Todesfälle unter Carbamazepin bekannt geworden, die auf irreversibler Schädigung der Blutbildung beruhten *(aplastische Anämien)*. Ebenso wie bei Lithium sollte auch der Carbamazepinspiegel im Blut überwacht und der Patient darüber aufgeklärt werden.

VI. Neuroleptika

1. Einteilung und nosologische Problematik

Als Neuroleptika sollten Substanzen unabhängig von ihrem Nebenwirkungsspektrum immer dann bezeichnet werden, wenn sie sich als effektiv zur Behandlung der folgenden wichtigen Zielsymptome erwiesen haben:

- *Psychomotorische Erregtheit:* vom Patienten kaum kontrollierbare, motorische und innere Unruhe, die sich in Nesteln, Auf- und Abgehen, Aufspringen, Toben und Schreien äußern kann.
- *Affektive Spannung:* Störung der emotionalen Empfindungsfähigkeit; Störungen des Ausdrucks oder der Kontrolle von Gefühlen; Angstgefühle.
- *Psychotische Sinnestäuschungen:* akustische, optische oder taktile Halluzinationen; der Kranke kann die Signale als von außen kommend oder aus seinem Innern entstehend wahrnehmen.
- *Psychotisches Wahndenken:* krankhaft falsche subjektive Überzeugungen, die an der Realität nicht mehr korrigiert werden können, z.B. als Verfolgungswahn, Größenwahn oder Verarmungswahn; mit Sinnestäuschungen zusammen als *paranoid-halluzinatorisches Syndrom* bezeichnet.
- *Katatone Verhaltensstörungen:* ausgeprägte Störung der Willkürmotorik; als Bewegungsstarre *(Katalepsie)*, evtl. mit Unterbrechung der Beziehung des Kranken zu seiner Umwelt *(katatoner Stupor)* oder als heftiger Erregungszustand *(Raptus)*.
- *Psychotische Ich-Störungen:* eigenes Erleben und Denken wird als von außen, von anderen Menschen beeinflußt und gelenkt erlebt; das kann als völliger Kontrollverlust über Gedanken und Gefühle empfunden werden.

Schon diese Aufzählung der wichtigsten Leitsymptome für den Einsatz der Neuroleptika zeigt, daß eine Verordnung für bestimmte Krankheitsbilder nur bedingt möglich ist. Psychotisches Wahndenken kommt auch im Rahmen einer Depression vor. Auch ein Maniker (siehe Kap. V) kann psychomotorisch äußerst erregt sein. Neuroleptika sind also nicht allein Medikamente „gegen Schizophrenie“, obwohl eine akute schizophrene Psychose unter anderem durch die oben angeführten Kriterien gekennzeichnet sein kann. Die Anwendungsgebiete der Neuroleptika werden daher besser nach einer Beschreibung des aktuellen Krankheitsbildes definiert. Krankheitsursachen sind hierfür weniger wichtig. Es gibt jetzt, zusammengefaßt, vier Indikationsschwerpunkte für die neuroleptische Therapie:

1. psychomotorische Erregtheit
2. akute psychotische Zustandsbilder
3. chronisch verlaufende schizophrene Psychosen und Spätstadien nach langjähriger Schizophrenie (Residualzustände) sowie
4. Rezidivprophylaxe bei chronisch-rezidivierenden, zumeist schizophrenen Psychosen.

Wie generell in der Medizin gilt auch hier der Leitsatz, daß jeder Arzt mit wenigen Pharmaka auskommen und seine eigenen Erfahrungen damit machen sollte. Welche Vertreter aus den verschiedenen Gruppen der Neuroleptika er im einzelnen wählt, ist weitgehend seiner eigenen therapeutischen Entscheidung überlassen. Hier sollen nur einige Grundsätze zur Neuroleptikamedikation dargelegt werden (zur Einteilung siehe Tabelle 6). Die Qualität einer Therapie ist dabei jedoch nicht an ein bestimmtes Medikament gebunden.

Bei psychomotorischer Erregtheit sollten initial stark dämpfende Neuroleptika angewendet werden. *Levomepromazin* (Neurocil®) wirkt so stark sedierend, daß es bis zu einer Art Dämmerschlaf kommen kann. Für die erzielte Beruhigung muß in Kauf genommen werden, daß vielleicht zusätzlich bestehendes Wahndenken erst nach zehn bis 15 Tagen günstig beeinflußt werden kann. Kommt es primär auf antipsychotische Wirkung an – insbesondere bei paranoid-halluzinatorischen Syndromen –, sind Mittel wie *Haloperidol* (Haldol®) oder

Tabelle 6: Neuroleptika

Substanz (*Handelsname*)	Anwendungsgebiete	Wirkungen/Nebenwirkungen (NW)	spezielle Eigenschaften	Dosis/Tag minimal – maximal
		Phenothiazine mit alipathischer Seitenkette		
Levomepromazin (*Neurocil*)	psychomotorische Erregungszustände; Unruhe; bei Depressionen und großer Suizidgefahr	dämpfend; schlafanstoßend		75 bis 600 mg (stationär)
		Phenothiazine mit Piperidylseitenkette		
Thioridazin (*Melleril*)	Langzeitbehandlung bei chron. schizophrenen Psychosen, wenn Wahn und Halluzinationen im Vordergrund stehen	stark anticholinergisch; geringe Extrapyramidal-Symptomatik	*nicht* als „Tranquilizer"; bei älteren Patienten, psychosomatischen Störungen und dysphorischen Syndromen zu verwenden	75 bis 200 mg ambulant; bis 600 mg stationär
		Phenothiazin mit Piperazinylseitenkette		
Fluphenazin (*Lyogen*)	Akut- und Langzeitbehandlung schizophrener Psychosen	hochpotentes NL* starke Extrapyramidal-Symptomatik; orthostatische Regulationsstörungen		0,50 bis 6 mg ambulant; bis 40 mg stationär
Perazin (*Taxilan*)	zusätzlich bei Erregungszuständen nicht-psychotischer Art	mittelstarkes NL mit raschem Wirkungseintritt		75 bis 400 mg ambulant; 800 mg stationär

* Neuroleptikum

		Thioxanthene		
Chlorprothixen *(Truxal)*	alle Formen der Schizophrenie; bei Unruhezuständen	schwaches NL geringe Extrapyramidal-Symptomatik	besonders bewährt bei geriatrischen Patienten	150 bis 200 mg ambulant; bis 800 mg stationär
Flupentixol *(Fluanxol)*	Akute Psychosen; Langzeitbehandlung von Schizophrenien	hochpotentes NL		3 bis 20 mg ambulant; bis 60 mg stationär
		Butyrophenone		
Benperidol *(Glianimon)*	akute Psychosen; psychomotorische Erregungszustände	starke Extrapyramidal-Symptomatik	stärkstes z. Zt. verfügbares Neuroleptikum	bis 40 mg
Haloperidol *(Haldol)*	akute Psychosen; Wahn; manische Syndrome bei Erregungszuständen	gute antipsychotische Wirk.; geringe vegetative NW; geringe NW auf Herz/Kreislauf; keine Sedierung	Standardpräparat; auch für ältere Patienten gut geeignet; starke Extrapyramidal-Symptomatik	bis 10 mg ambulant; bis 20 mg stationär
		Diphenylbutylpiperidine		
Fluspirilen *(Imap)*	stationäre und ambulante Langzeitbehandlung von schizophrenen Psychosen	gute antipsychotische Wirkung	sollte wegen NW-Potential eines Neuroleptikums *nicht* als „Wochentranquilizer" angewandt werden	2 bis 6 mg i. m. einmal pro Woche (Depot-Präparat)

		Benzamide		
Sulpirid *(Dogmatil)*	wahnhafte chronische Psychosen	schwach bis mittelstarkes NL; keine sedierende Wirkung; antiemetisch	kann in niedriger Dosis auch antidepressiv wirken; geringe Extrapyramidal-Symptomatik	300 bis 1600 mg; als Antidepressivum: 100 bis 200 mg; letzte Medikation nicht nach 15 Uhr
		Andere Neuroleptika		
Clozapin *(Leponex)*	Psychosen, die auf andere NL nicht oder nicht ausreichend angesprochen haben	initial dämpfend; mittelstarke antipsychotische Wirkung; keine EP-Symptomatik	nur speziell kontrollierte Anwendung; evtl. wirksam bei Negativ-Symptomatik	50 bis 300 mg einschleichend über 1 Woche, maximal bis 600 mg (amb.), bis 1000 mg (stat.)
Olanzapin *(Zyprexa)*	akute und chronische Psychosen	auch in höherer Dosierung keine oder kaum EP-Symptomatik	untere Dosierung reicht bei der akuten Symptomatik oft nicht aus	10 bis 25 mg
Risperidon *(Risperdal)*	akute und chronische schizophrene Psychosen	wohl geringere EP-Symptomatik als Haloperidol		2 bis 6 mg

Flupentixol (Fluanxol®) vorzuziehen. Die antipsychotische Wirkung setzt bei diesen Medikamenten schon in den ersten Tagen ein. Das gilt allerdings auch für die *extrapyramidal-motorischen Nebenwirkungen* (s. u.). Haloperidol hat außerdem den Vorteil, daß es nur geringe Nebenwirkungen auf den Kreislauf entfaltet. Weiterhin ist auch bei der Ersttherapie von älteren Patienten Haloperidol zu empfehlen. Eine Kombination antipsychotischer und dämpfender Wirkung bietet beispielsweise *Perazin* (Taxilan®). Bei vollkommener Bewegungsstarre des Patienten *(katatoner Stupor)* kann die hochdosierte, rasche Gabe eines Neuroleptikums den Zustand zunächst verschlechtern. Dies kommt durch die Überlagerung der krankhaften Bewegungsstarre mit den extrapyramidal-motorischen Nebenwirkungen zustande. Erste Befunde bezüglich der klinischen Wirksamkeit von *Lorazepam* (Tavor®), das zu den *Benzodiazepinen* (siehe Kap. VII) gehört, lassen vermuten, daß neben den Neuroleptika in Zukunft auch andere Substanzgruppen eine Rolle spielen könnten. Lorazepam weist keine extrapyramidal-motorischen Nebenwirkungen auf, ist aber in der Lage, den Stupor zu durchbrechen.

Dieses Beispiel illustriert, daß eine *funktionale Klassifikation* der psychiatrischen Erkrankungen sinnvoll ist. Ihr wesentliches Einteilungskriterium ist der Therapieerfolg. Das Beispiel zeigt auch, daß die Etikettierung der Benzodiazepine als „Beruhigungspillen" für Befindlichkeitsstörungen falsch ist, wenn schwerste psychiatrische Erkrankungen nun damit gelindert werden können. Eine ideologische Schematisierung verhindert nur, daß wertvolle Substanzen in ihrem ganzen Wirkspektrum erprobt werden.

Die stark ausgeprägt psychotischen Syndrome (paranoide und paranoid-halluzinatorische Psychosen), meist gekennzeichnet durch Wahnvorstellungen und Halluzinationen, sind das Hauptanwendungsgebiet hochpotenter Neuroleptika wie *Haloperidol* (Haldol®), *Benperidol* (Glianimon®) oder *Flupentixol* (Fluanxol®). Ihre Wirkung auf Wahn, Sinnestäuschungen und Ich-Störungen tritt schon in der ersten Behandlungswoche ein. Außerdem ist ihre sedative Wirkung nur gering. Das ist auch gewünscht, da die Patienten Müdigkeit oft als störend empfinden. Ein schizophrenes Syndrom muß aber nicht immer durch diese *produktiv-psychotische Plussymptomatik* gekennzeichnet sein. Bei der sogenannten *Negativsymptomatik* finden sich eher sprachliche und gedankliche Verarmung, Antriebsstörungen und soziale Rückzugstendenzen. Eine solche Negativsymptomatik kennzeichnet gerade auch das Krankheitsbild nach langjähriger Dauer einer schizophrenen Erkrankung. Dieser Zustand wurde früher als *Residualzustand* bezeichnet. Die Wirksamkeit der Neuroleptika in diesem Bereich ist bislang noch unbefriedigend. Obwohl noch nicht endgültig belegt, lassen jedoch die Erfolge bei der Rückfallprophylaxe (s. u.) hoffen, daß Neuroleptika die Schäden, die durch eine langjährige Krankheit verursacht werden und zu den beschriebenen Residualsymptomen führen, verhindern können. Bei Patienten mit ausgeprägter Negativ-Symptomatik ist ein Therapieversuch mit *Clozapin* (Leponex®) gerechtfertigt, da diese Substanz hier möglicherweise den herkömmlichen Neuroleptika überlegen ist. Es gibt immer wieder Patienten, die auf andere Neuroleptika nicht ausreichend angesprochen haben, aber unter Clozapin eine deutliche Besserung erleben. Clozapin hat den Vorteil, daß es keine extrapyramidal-motorischen Nebenwirkungen verursacht. Wegen der Gefahr von Blutbildschäden, die Clozapin verursachen kann, kann es nur unter kontrollierten Bedingungen verordnet werden (s. u.). Das neue Neuroleptikum *Olanzapin* (Zyprexa®) hat weitaus weniger oder (in niedriger Dosierung) keine extrapyramidal-motorische Nebenwirkungen und ist wohl besonders für den Einsatz in einer Langzeittherapie geeignet.

2. Unerwünschte Wirkungen der Neuroleptika

Auch bei sorgfältigster ärztlicher Kontrolle kann es unter Neuroleptikatherapie zu unerwünschten Nebenwirkungen kommen.

Extrapyramidal-motorische Nebenwirkungen

Lange Jahre beanspruchte in der Neuroleptikatherapie die Vorstellung, daß antipsychotische und extrapyramidal-motorische Wirkung gekoppelt seien, dogmatische Gültigkeit. An den Substanzen *Sulpirid* und jetzt *Olanzapin* kann gezeigt werden, daß dies nicht zwangsläufig so sein muß. Sie haben eine antipsychotische Wirksamkeit ohne diese Art der Nebenwirkung; nur in höherer Dosierung treten bei Amisulpirid extrapyramidal-motorische Nebenwirkungen auf, bei *Olanzapin* sehr selten. Diese Neuroleptika werden heute als atypische Neuroleptika bezeichnet. Der Begriff ist aber noch umstritten.
Man unterscheidet:

- *Frühdyskinesien*
- *Parkinson-Syndrom (Parkinsonoid)*
- *Akathisie*
- *Spätdyskinesien.*

Frühdyskinesien treten fast ausschließlich zu Behandlungsbeginn auf, etwa in der ersten Behandlungswoche. Je schneller die Dosis des Neuroleptikums gesteigert wird, desto eher ist mit ihrer Manifestation zu rechnen. Es kann zu folgenden Symptomen kommen: krampfartiges Herausstrecken der Zunge, Blickkrämpfe, Genickstarre, unwillkürliches Verzerren des Gesichts, geschraubte Bewegungen oder Zuckungen im Hals- und Schulterbereich, Krampf der Kaumuskulatur mit Kiefersperre. Äußerst selten sind Spasmen im Bereich des Kehlkopfes, die zu Atemnot führen können.

Das neuroleptikabedingte *Parkinsonoid* hat das Erscheinungsbild der Parkinsonerkrankung. Die Willkürbeweglichkeit ist stark eingeschränkt. Das zeigt sich in kleinschrittigem Gang, Verlust mimischer Mitbewegungen, immer kleiner werdender Schrift. Die Muskulatur wird starr *(Rigor)*, es kommt zu Zittern *(Tremor)* und vermehrter Speichelproduktion *(Hypersalivation)*. Mitunter kommt es zu hochfrequentem Zittern der Lippen *(Rabbit-syndrom)*. Die Bewegungsfähigkeit des Patienten kann völlig sistieren *(Akinese)*.

Eine dem entgegengesetzte Form extrapyramidal-motorischer Störungen ist die *Akathisie*. Dabei handelt es sich um eine subjektiv als äußerst quälend empfundene Unruhe, wobei es dem Patienten unmöglich ist, sitzen zu bleiben. Dies kann mit einem Drang zu ständiger Bewegung, einer *Tasikinesie,* kombiniert sein. Der Bewegungsdrang kann dabei von Arzt und Patient als Verschlechterung der psychomotorischen Erregtheit gedeutet werden. Diese Verkennung kann dann zu einer Dosiserhöhung des Neuroleptikums und weiterer Symptomverschlimmerung führen.

Eine Besserung der Nebenwirkungen kann u. U. durch Dosisreduktion oder Umsteigen auf ein anderes Neuroleptikum erzielt werden. Anticholinergisch wirkende Medikamente (das sind Antagonisten des Neurotransmitters Acetylcholin), wie sie auch bei der Parkinsonkrankheit eingesetzt werden, sind ebenfalls therapeutisch hilfreich. Sie sollten aber nicht von vornherein gegeben werden, da zum Beispiel Frühdyskinesien auch bei hochpotenten Neuroleptika nur in einem Drittel der Fälle auftreten. Daneben können bei Akathisie auch Benzodiazepine oder Betablocker helfen. Auch vom Patienten sollte bedacht werden, daß es gerade bei Reduktion einer hohen Neuroleptikamedikation, die zunächst – bei Anfluten der Substanz im Körper – noch nicht zu Nebenwirkungen führte, dann doch zu erheblichen extrapyramidal-motorischen Störungen kommen kann.

Bei *Spätdyskinesien* handelt es sich um unwillkürliche, stereotype Bewegungen, vorwiegend der Zungen-, Mund- oder Gesichtsmuskulatur. Es kann zu diskreten, aber auch recht intensiven Kau- und Schmatzbewegungen kommen. Seltener sind Arme und Beine mit plötzlich einschießenden ruckartigen oder geschraubten Bewegungen betroffen. Von echten Spätdyskinesien sollte man dabei nur sprechen, wenn diese Bewegungsstörungen bei Patienten auftreten, die mindestens drei Monate durchgängig mit Neuroleptika behandelt worden sind. Die durch Neuroleptika bedingten Spätdyskinesien sind nicht selten. Sie treten in 15 bis 20 Prozent auf. Dabei schwanken die Angaben je nach Schweregrad. Bei leichten Symptomen liegt das Vorkommen bei 70 Prozent, bei Einbeziehung nur schwerer Symptome bei 2,5 Prozent. Spontane Dyskinesien, die äußerlich nicht von den neuroleptikabedingten zu unterscheiden sind, treten bei etwa fünf Prozent der psychiatrischen Patienten oder bei älteren Menschen mit Demenzen oder anderen hirnorganischen Erkrankungen auf. Es wurde bisher kein sicherer Zusammenhang zwischen dem Spätdyskinesierisiko und ganz bestimmten Neuroleptika bzw. Neuroleptikasubstanzgruppen gefunden.

Bislang ist unsicher, ob eher eine Dauerbehandlung oder intermittierendes Absetzen der Medikamente das Risiko extrapyramidal-motorischer Nebenwirkungen erhöhen. Obwohl sich Spätdyskinesien manchmal noch nach Jahren bessern können, muß man sie allermeist als eine irreversible Komplikation einer Neuroleptikamedikation ansehen. Daher ist es extrem wichtig, erste Anzeichen möglichst frühzeitig zu erkennen. Dies sind unwillkürliche Zungenbewegungen, wobei die Zunge oft überhaupt nur mühsam oder gar nicht herausgestreckt werden kann. Auch unfreiwilliges Beugen oder Strecken des Zeigefingers kann ein Hinweis sein. Frühsymptome sind auch Tics im Gesichtsbereich, schaukelnde Bewegungen des ganzen Körpers oder der Arme und Beine.

Hier sind die anticholinergisch wirkenden *Antiparkinsonmittel* wirkungslos. Die Neuroleptika sollten, wenn sie langfristig gegeben worden sind, sehr langsam, über Monate ausgeschlichen werden. Hilft dies nicht, kann auf ein anderes Neuroleptikum umgestiegen werden. Daneben gibt es eine ganze Reihe weiterer Therapieempfehlungen, deren Wirksamkeit nicht immer in kontrollierten Studien nachgewiesen ist. In jedem Fall ist die Therapie schwierig und fordert oft monatelange Geduld. Es sollte daher immer bedacht werden, daß die wichtigste Vorsichtsmaßnahme zur Verhütung von Dyskinesien in der Wahl der niedrigst noch wirksamen Neuroleptikadosis liegt und in der Einschränkung ihrer Indikation auf Krankheitsbilder, für die es keine therapeutische Alternative gibt.

Alle Neuroleptika können – allerdings äußerst selten – auch zu der schwerwiegenden Nebenwirkung des *malignen neuroleptischen Syndroms* führen. Dabei kommt es neben extrapyramidal-motorischen Störungen auch zur Entwicklung von hohem Fieber, Störungen der Herz-Kreislauf-Funktionen, Schwitzen, vermehrtem Speichelfluß und Harninkontinenz. Das Krankheitsbild kann sich innerhalb eines Tages entwickeln. Es verläuft in 20 Prozent der Fälle tödlich. Bei den überlebenden Patienten bildet sich die Symptomatik in der Regel völlig zurück. Die Behandlung eines solchen Notfalles muß in jedem Fall in einer Klinik erfolgen.

Vegetative Nebenwirkungen

Die Auswirkungen der Neuroleptika auf das vegetative Nervensystem sind deutlich geringer als die der Antidepressiva (siehe Kap. IV). Insbesondere die den trizyklischen Antidepressiva (siehe dort) verwandten Phenothiazine mit aliphatischer Seitenkette und das Clozapin können zu Blutdruckabfall führen. Die eingeschränkte Blutdruckregulationsfähigkeit *(orthostatische Dysregulation)* kann zu Schwindelgefühl beim Aufstehen führen. Für die genannten Neuroleptika mit anticholinerger Komponente gelten daher auch Kontraindikationen für Patienten mit Glaukom, Harnverhalten, Magenausgangsstenose und Prostatavergrößerung. Clozapin kann neben Temperatursenkungen auch zu Temperatursteigerungen führen.

Blutbild und Knochenmark

Veränderungen im blutbildenden System können in einer Steigerung oder im Abfall der weißen Blutkörperchen bestehen. Leichte Verschiebungen in Zahl und Zusammensetzung der Blutkörperchen bei Beginn einer Behandlung sind meist vorübergehender Natur. Gefährlich ist hingegen ein Abfall der weißen Blutkörperchen unter ca. 3000/mm^3 *(Agranulozytose)*. Diese Nebenwirkung ist häufiger bei Frauen im mittleren und höheren Lebensalter zu beobachten. Sie tritt zwischen der 4. bis 10. Behandlungswoche auf und zwingt zum sofortigen Absetzen des Neuroleptikums. Da es bei Clozapin gehäuft zu Agranulozytosen kam, darf dieses Medikament nur noch unter kontrollierten Bedingungen verschrieben werden. Diese Komplikationen hatten in den siebziger Jahren dazu geführt, vor Clozapin extrem zu warnen. Inzwischen hat Clozapin – bei aller gebotenen Vorsicht – dennoch seinen festen Platz in der neuroleptischen Therapie. Ärzte, die Clozapin verordnen, müssen durch Hinterlegung ihrer Unterschrift bestätigen, daß sie die notwendigen Blutbildkontrollen vornehmen.

Tabelle 7: Empfehlungen für Routineuntersuchungen unter Neuroleptikatherapie (* = Anzahl der Kontrolluntersuchungen)

	vor Therapiebeginn	Monate						viertel-	halb-
		1	2	3	4	5	6	jährlich	jährlich
Blutbild (trizykl. NL[1]	*	**	**	**	**	*	*	*	
Blutbild (andere NL)	*	*					*		*
Blutbild (Clozapin)	*	****	****	****	****	**	*	1/Monat	
Blutdruck/ Puls	*	*	*	*	*	*	*	*	
Niere	*			*			*		*
Leber	*	*		*			*		*
Herz/EKG	*	*					*[a]		*[a]
Nerven-system/EEG	*	*							

1) Für trizyklische Neuroleptika sind auch bei den anderen genannten Organsystemen (Leber, Herz) häufigere Kontrollen notwendig.
*[a] = Kontrolle bei Patienten über 60 Jahren

Diese Angaben stellen ein vereinfachtes Schema dar. Bei einzelnen Medikamenten kann ein abweichendes Vorgehen notwendig sein. Außerdem entscheidet zusätzlich das Alter des Patienten darüber, wie oft manche Untersuchungen vorzunehmen sind. Bei pathologischen Ausgangsbefunden bzw. bei neu auftretenden pathologischen Veränderungen während der Therapie ist die Kontrollfrequenz entsprechend anzupassen (zu Detailfragen siehe Benkert/Hippius, *Psychiatrische Pharmakotherapie*, 1995).

Auswirkungen auf das Hormonsystem

Die endokrinen Nebenwirkungen der Neuroleptika können insbesondere für die sexuellen und reproduktiven Funktionen Bedeutung erlangen. Nach längerer Neuroleptikaeinnahme kann es zum Aussetzen der Monatsblutung, zu Brustschwellungen und Milchfluß aus der Brustdrüse kommen. Das Brustkrebsrisiko wird jedoch durch Neuroleptika nach allem, was bisher bekannt ist, nicht erhöht. Manchmal klagen die Patienten über eine Dämpfung des sexuellen Verlangens. Bei Männern kann es zu Ejakulationsverzögerungen und zu einer vorübergehenden Unfruchtbarkeit durch Verlust der Samenzellen *(Aspermie)* kommen. Einige dieser Wirkungen erklären sich durch einen Anstieg des Prolaktins. Das ist ein Hormon, das für die Stimulation der Milchsekretion und den Ablauf des weiblichen Zyklus wichtig ist.

Andere Nebenwirkungen

Weitere Nebenwirkungen der Neuroleptika können sein:

- Allergisch bedingte Hautausschläge *(Exantheme)*; Vorsicht ist insbesondere beim Sonnenbaden geboten.
- *Thrombosen* bzw. Venenwandentzündungen bei gehäufter intravenöser Verabreichung von Neuroleptika.
- *Gewichtszunahme* durch Beeinflussung des Zuckerstoffwechsels.
- *Epileptische Anfälle* bei vorgeschädigten Patienten, bei zu rascher Dosissteigerung bzw. abruptem Absetzen.
- *Delirähnliche Zustände*, ebenfalls durch schnelle Dosissteigerung begünstigt.
- Anstieg von *Leber-* und *Gallengangsenzymen*; noch ist unklar, welcher Art die Schädigungen sein können.
- Müdigkeit, *Einschränkung* der Konzentrationsfähigkeit und, dadurch bedingt, *der Verkehrstüchtigkeit.*

Die Wechselwirkungen mit Nahrungsmitteln und Medikamenten erläutert Tabelle 8 (siehe auch Seite 72).

Tabelle 8: Wechselwirkungen von Medikamenten sowie Nahrungs- und Genußmitteln mit Neuroleptika

Kaffee – Tee – Milch – evtl. Fruchtsäfte

Sie können sich mit den Neuroleptika so verbinden, daß deren Aufnahme im Magen-Darm-Trakt gestört ist. Die Wirkung der Medikamente wird so vermindert. Auch Medikamente gegen Magen- und Zwölffingerdarmgeschwüre können dies bewirken.

Antiepileptika – Antibiotika – Nikotin

Manche Substanzen aus diesen Gruppen führen zu einer Aktivierung der Neuroleptika-abbauenden Enzyme. Die Wirkung wird so herabgesetzt.

Beta-Blocker – Antikonzeptiva – MAO-Hemmer

Sie hemmen die Abbauwege für Neuroleptika und führen so zu einer erhöhten Konzentration dieser Substanzen im Blut. Das führt zu einer Verstärkung der Wirkung.

Insulin

Speziell durch die Gruppe der Phenothiazine kann möglicherweise die Insulinfreisetzung gehemmt werden. Dies ist bei diabetischen Patienten zu beachten.

Weitere Wechselwirkungen sind im Text erwähnt.

Aus dem Nebenwirkungsspektrum ergibt sich, daß Neuroleptika, besonders Clozapin, nicht bei Patienten mit schon bestehenden Blutbildschäden verabreicht werden sollten. Neuroleptika mit ausgeprägt anticholinerger Wirkkomponente sind bei Glaukom, Harnverhalten, Prostatahypertrophie und Magenausgangsstenose kontraindiziert.

3. Behandlungsdauer, Langzeitmedikation und Rezidivprophylaxe

Für die Behandlung einer akuten Krankheitsepisode gilt, daß ein Präparat spätestens sechs Wochen nach Behandlungsbeginn gewechselt werden sollte, wenn sich die Krankheitssymptome nicht ausreichend gebessert haben. Es sind nur in Ausnahmefällen noch nach sechs Monaten Therapieerfolge beobachtet worden.

Auf Präparate mit Langzeitwirkung *(Depotpräparate)* sollte man jedoch erst dann übergehen, wenn ein Ansprechen auf die Medikation gesichert ist. Inzwischen ist hinreichend belegt, daß eine Langzeitmedikation mit Neuroleptika (über Jahre verabreicht) nicht nur die psychotischen Restsymptome unterdrückt *(Symptomsuppression)*. Auch Rückfälle werden dadurch wirksam verhindert *(Rezidivprophylaxe)*. Folgt man den Ergebnissen der verläßlichsten Studien zur Rezidivprophylaxe, so zeigt sich, daß durch die Neuroleptikatherapie die Rückfallraten im ersten Jahr nach einem akuten Krankheitsschub von ca. 75 Prozent auf 15 Prozent gesenkt werden können. Das Wirkspektrum dieser Behandlung ist damit durchaus etablierten somatischen Therapieverfahren wie etwa der Antibiotikatherapie vergleichbar.

Tatsächlich beobachtet man jedoch Rückfallraten von etwa 50 Prozent. Die Patienten erleiden zum Teil so viele Rückfälle, daß sie 15 bis 20 Prozent ihrer Zeit in psychiatrischen Kliniken verbringen müssen. Selbst schizophrene Ersterkrankungen müssen innerhalb der ersten fünf Jahre nach erstmaligem Auftreten der Erkrankung zweimal stationär aufgenommen werden.

Hauptursache dafür ist, daß bei der Mehrheit dieser Patienten gerade keine konsequente neuroleptische Rezidivprophylaxe durchgeführt wird. Nur etwa 40 bis 50 Prozent der Kranken, für die eine Rezidivprophylaxe in Frage kämen, erhalten sie auch. Entscheidend für eine erfolgreiche Rezidivprophylaxe ist, daß die Patienten die Medikamente verläßlich einnehmen, also eine gute *Compliance*. Aufklärung des Patienten über seine Krankheit und über Psychopharmaka können entscheidend dazu beitragen, die Compliance zu verbessern.

4. Motivierung der Patienten für die Neuroleptikatherapie

Es ist inzwischen nachgewiesen, daß der Information und Aufklärung der Patienten zur Verbesserung der Compliance eine entscheidende Bedeutung zukommt. Generelle Vorbehalte (siehe Kap. XI) gegen eine medikamentöse Therapie, die Angst vor Nebenwirkungen und falsche Krankheitskonzepte beeinflussen die Patienten, aber auch die Ärzte. Sie empfehlen nicht selten eine viel zu kurze Prophylaxezeit. Oft sind die Dosierungsempfehlungen zu uneinheitlich. Auch die Gabe von Neuroleptika in Depotspritzen (siehe Tabelle 9), die bis zu vier Wochen wirken, löst das Problem nicht, wenn der Patient nicht wieder zum Arzt kommt. Je intensiver der Patient zum Experten seiner eigenen Krankheit wird, desto besser gelingt es, ihn für eine langfristige Prophylaxe zu motivieren. Manche Neuroleptika (oder ihre Abbauprodukte) können im Blut nachgewiesen

Tabelle 9: Depotneuroleptika: Wirkungsdauer und Dosierung

	Wirkungsdauer (Wochen)	Dosierung
Clopenthixoldecanoat *(Ciatyl*)*	2–3	200–400 mg
Flupentixoldecanoat *(Fluanxol Depot)*	2–4	20–100 mg
Fluphenazindecanoat *(Lyogen Depot)*	2–4	12,5–100 mg
Fluspirilen *(Imap)*	1	2–10 mg
Haloperidoldecanoat *(Haldol-Decanoat)*	2–4	50–300 mg
Perphenazinönanthat (Decentan-Depot)	2	50–200 mg

* Handelsnamen kursiv

werden *(Plasmaspiegelbestimmung)*. Stellt der Arzt dadurch fest, daß die Medikamente nicht eingenommen werden, so sollte das ein Anlaß sein, erneut Überzeugungsarbeit zu leisten.

Ziel der Behandlung ist jedoch nicht, die Neuroleptikatherapie in jedem Fall durchzusetzen, sondern eine für den Patienten subjektiv befriedigende Lebensqualität zu erreichen. Aber nur der aufgeklärte und informierte Patient kann sich kompetent dafür entscheiden, einen neuen Krankheitsschub in Kauf zu nehmen, wenn zum Beispiel eine Nebenwirkung wie kognitive Leistungseinbußen von ihm als wesentlich gravierender empfunden wird. Wichtig ist, daß die pharmakologische Therapie durch Behandlungsstrategien wie Stärkung der sozialen Kompetenzen durch kognitive Therapien oder die Angehörigenarbeit zur Verbesserung familiärer Kommunikationsformen (im Sinne des *expressed-emotion-Konzeptes*) ergänzt werden muß.

VII. Tranquilizer

Tranquilizer sind die am häufigsten verordneten Psychopharmaka. Praktische Ärzte, Allgemeinmediziner und Internisten verordnen insgesamt weit mehr Beruhigungsmittel als Nervenärzte.

Pflanzliche Präparate wie *Baldrian,* Extrakte aus *Johanniskraut* oder der *Kavapflanze* sollen ebenfalls eine beruhigende Wirkung haben. Bisherige Erfahrungen reichen jedoch nicht aus, die Anwendung in der Klinik, wo der Patient bei schweren Angstzuständen auf eine sichere Wirkung angewiesen ist, zu empfehlen.

Diejenigen Neuroleptika und Antidepressiva, die eine dämpfende und beruhigende Wirkung haben, kommen als Alternative zu den Benzodiazepinen im wesentlichen aus zwei Gründen in Frage. Zum einen, wenn wegen Suchtverhaltens in der Vorgeschichte für den Patienten die Gefahr besteht, daß er eine Abhängigkeit entwickelt. Zum zweiten kann dies bei älteren Patienten erforderlich werden, da hier Benzodiazepine eine *paradoxe Wirkung* haben können. Statt beruhigend wirken sie dann stimulierend.

Auch die sonst zur Behandlung des hohen Blutdrucks verwendeten *Beta-Rezeptorenblocker* können therapeutisch sinnvoll sein. Sie sind indiziert, wenn die somatischen, körperlichen Anzeichen der Angst wie Zittern, Schwitzen, Herzklopfen oder Magen-Darm-Beschwerden im Vordergrund stehen. Sie können insbesondere für die Behandlung von Prüfungsstreß empfohlen werden, da sie nicht müde machen.

1. Anwendungsbereiche der Benzodiazepine

Die Benzodiazepine sind die mit Abstand wichtigsten und am weitesten verbreitete Gruppe der Tranquilizer. Sie wirken zunächst angstlösend und dämpfen Aggressionen *(anxiolytische* und *antiaggressive* Wirkung). Sie machen in höheren Dosen aber auch müde und schläfern ein (*sedativ-hypnotische* Wirkung). Die sedative Wirkkomponente macht sie zu wirkungsvollen Schlafmitteln (siehe Kap. VIII). Sie können außerdem die Muskulatur entspannen und Krämpfe lösen (*muskel-relaxierende* und *antikonvulsive* Wirkung). Das dem Laien häufig nur als Beruhigungsmittel bekannte *Diazepam* (Valium®) ist beispielsweise in der Neurologie ein wertvolles Medikament bei der Behandlung epileptischer Krampfanfälle. Benzodiazepine, die intravenös verabreicht werden können, werden in der Anästhesie zur Einleitung von Narkosen sowie für Kurzzeitnarkosen angewendet.

Als Tranquilizer dienen sie der Behandlung von Angst- und Unruhezuständen, motorischer Spannung, Gereiztheit und Übererregbarkeit. Keine Rolle spielt dabei, ob es sich hier um vorübergehende Befindlichkeitsstörungen, um die Angst bei einer Panikattacke, pychotisch bedingte Angst oder um Suizidgedanken bei einer Depression handelt. Die Akutbehandlung mit Benzodiazepinen muß zusätzlich durch spezifisch wirkende Medikamente ergänzt werden. Aber gerade in Akutsituationen kommt es entscheidend darauf an, daß sich ein Patient rasch und zuverlässig beruhigen und emotional entspannen kann. *Diazepam* und *Dikaliumclorazepat* (Tranxilium®) sind diejenigen Benzodiazepine, die vom Körper am schnellsten aufgenommen werden und deshalb am schnellsten ihre Wirkung entfalten. Andere Benzodiazepine, beispielsweise *Oxazepam* (Adumbran®), wirken sehr viel langsamer. Sie müssen als sogenannte *prodrugs* erst über die Verstoffwechselung in der Leber in wirksame Substanzen umgewandelt werden. Sie eignen sich daher weniger zur Akutbehandlung. Empfinden die Patienten die Müdigkeit als eine ausgesprochen unangenehme Nebenwirkung, sollte auf Substanzen zurückgegriffen werden, die nicht oder kaum sedierend wirken, wie *Bromazepam* (Lexotanil®) oder *Lorazepam* (Tavor®). Bromazepam zeichnet sich zudem durch eine geringe muskelrelaxierende Wirkung aus, was vor allem bei der Therapie älterer Patienten von Vorteil sein kann.

Neue klinische Befunde belegen erstmals die Wirksamkeit eines Benzodiazepins, von *Lorazepam* (Tavor®), auch bei *katatonem Stupor.* Patienten, die zuvor absolut mutistisch in völliger

Bewegungsstarre verharrten, stehen plötzlich auf und beginnen, von ihren Wahnvorstellungen zu erzählen. Dieses Beispiel belegt, daß Benzodiazepine nicht auf ein rein anxiolytisches Wirkspektrum beschränkt werden sollten. Spezielle Anwendung finden Benzodiazepine schließlich bei akuten Panikattakken, bei suizidgefährdeten Patienten sowie bei Depressionen und Schizophrenien, bei denen die Angstzustände den Patienten besonders beeinträchtigen.

Die zuverlässig entspannende Wirkung der Benzodiazepine hat dazu geführt, daß sie auch außerhalb der psychiatrischen Indikationsgebiete weite Verbreitung gefunden haben, etwa auch bei psychosomatischen Krankheiten, allgemeinen Befindlichkeitsstörungen und klimakterischen Beschwerden. Gerade die weite Verbreitung der Tranquilizer hat zur Kritik an den Psychopharmaka geführt. Das ist aus verschiedenen Gründen wenig sinnvoll:

- Weder bei Befindlichkeitsstörungen noch bei schweren psychotischen Erkrankungen ersetzt die „Beruhigungspille“ ein Gesamtbehandlungskonzept für den Patienten; das kann jedoch nicht dem Tranquilizer zum Vorwurf gemacht werden.
- Abhängigkeit von einem Beruhigungsmittel entsteht nicht selten, weil eine Behandlung unnötigerweise zu lange fortgeführt wird; daran ist nicht der Tranquilizer schuld.
- Schließlich sollten die Anwendungsbereiche exakt beachtet werden; unter Befindlichkeitsstörungen wird oftmals zu vieles subsumiert, beispielsweise auch Kopfschmerzen. Daß Tranquilizer hier nicht wirken, kann nicht als deren Fehler gelten.

Es ist Sache des Arztes, ein *Gesamtbehandlungskonzept* zu entwickeln, bei Abhängigkeitsgefahr die Tranquilizer langsam abzusetzen und die richtige Indikation beim Verschreiben zu beachten. Daß dies nicht immer geschieht, sollte nicht zu einer generellen Verunglimpfung der Tranquilizer führen.

2. Nebenwirkungen

Die weite Verbreitung der Benzodiazepine hat auch mit ihrer ausgezeichneten Verträglichkeit zu tun. Gerade weil kaum Nebenwirkungen zu befürchten sind, ist der Arzt unter Umständen zu schnell mit einem Benzodiazepin zur Hand.

Die Risiken sind auch bei sehr hohen Dosen und nach längerer Einnahme im Vergleich zu den übrigen Tranquilizern sehr gering.

Anfangs können Müdigkeit, Konzentrationsschwäche und Einschränkung der Aufmerksamkeit auftreten. Wegen der sedierenden Wirkung kann die Fahrtüchtigkeit eingeschränkt sein. Darüber müssen die Patienten aufgeklärt werden. Gleichzeitiger Alkoholkonsum verstärkt diese Nebenwirkungen. In höheren Dosen kann die Muskelschlaffheit und Störung der Muskelkoordination besonders ältere Patienten stören. Höhere Dosen können auch eine anterograde Amnesie, d.h. einen ab der Medikamenteneinnahme einsetzenden Gedächtnisverlust herbeiführen.

Suizidgefährdete Patienten können sich auch mit hohen Dosen von Benzodiazepinen nicht umbringen.

Im ersten Drittel der Schwangerschaft sollten Benzodiazepine nicht verschrieben werden. Werden Frauen vor, unter oder nach der Geburt mit Benzodiazepinen behandelt, können die Feten oder Neugeborenen diese nicht genügend verstoffwechseln. Das kann zur Überdosierung beim Kind und zum sogenannten *„Floppy-Infant-Syndrom“* führen. Das Kind kann die Muskeln nicht richtig anspannen, die Temperaturregelung ist gestört, und es kann zu Saug- und Atemstörungen kommen. Nach der Geburt können beim Kind Entzugserscheinungen auftreten.

3. Abhängigkeitsrisiko und Entzugsproblematik

Das Abhängigkeitsrisiko ist um so größer, je länger Benzodiazepine verabreicht werden und je höher die verordneten Dosen sind. In der Regel muß nach etwa vier Monaten Einnahme beim Absetzen des Präparates mit einem *Entzugssyndrom* gerechnet werden. Wie häufig Abhängigkeitsentwicklungen tatsächlich sind, wird sehr kontrovers diskutiert.

Vier Patientengruppen sind besonders gefährdet:

- Drogen- und Alkoholabhängige.
- Chronisch körperlich Kranke, besonders diejenigen mit Schmerzsyndromen.
- Patienten mit Persönlichkeitsstörungen.
- Patienten mit chronischen Schlafstörungen.

Nach abruptem Absetzen von Benzodiazepinen lassen sich drei Typen von Symptomen unterscheiden:

1. *Reboundsymptome* wie Unruhe, Angst und Schlaflosigkeit, die nach wenigen Tagen wieder verschwinden.

2. *Rückfallsymptome* mit Wiederauftreten der Angstsymptomatik. Sie können einmal ein Zeichen der primären Angsterkrankung sein. Sie sind nur dann echte Absetzsymptome, wenn sie einige Zeit nach dem Absetzen des Benzodiazepins nicht wieder auftreten.

3. *Echte Entzugssymptome* waren vor der Verordnung der Benzodiazepine noch nicht vorhanden. Leichtere Entzugssymptome sind Angst und innere Unruhe, Schlaflosigkeit, Gereiztheit, Übelkeit, Erbrechen, Schwitzen, Zittern, Herzklopfen und Kopfschmerzen. Schwere Entzugssymptome sind Krampfanfälle, Verwirrtheit, verzerrte Wahrnehmung, erhöhte Empfindlichkeit gegenüber Sinnesempfindungen, Lichtscheu, Muskelzittern sowie psychoseähnliche oder delirartige Zustände.

Benzodiazepine sollten daher zunächst in der niedrigst notwendigen Dosierung und in der Regel nicht länger als vier bis sechs Wochen verordnet werden. Ältere Patienten benötigen oft jahrelang eine geringe Benzodiazepindosis, ohne daß diese gesteigert werden muß. Das ist vertretbar, wenn ein Austausch gegen ein sedierend wirkendes Antidepressivum nicht möglich ist, die Patienten älter als 60 Jahre sind, die Diagnose und Verordnung durch einen Psychiater abgesichert wurde und regelmäßige Kontrollen durch den Arzt erfolgen.

Buspiron (Bespar®) ist ein Azapiron und wirkt als partieller

Agonist an Serotonin-1A-Rezeptoren. Es wirkt anxiolytisch, ohne gleichzeitig müde zu machen. Es wirkt nicht muskelrelaxierend oder antikonvulsiv. Mit einem Wirkungseintritt ist erst nach ein bis zwei Wochen zu rechnen, so daß die Substanz zur Akutbehandlung nicht geeignet ist.

Der Wechsel von Benzodiazepinpräparaten zu Buspiron sollte nicht abrupt erfolgen. Die Patienten könnten bei schlagartigem Absetzen der Benzodiazepine Entzugssymptome entwickeln, die durch Buspiron *nicht* unterdrückt werden.

VIII. Hypnotika

Jedes Pharmakon, das Schlaf erzeugt, kann als Hypnotikum oder Schlafmittel bezeichnet werden. Es handelt sich somit bei den Hypnotika nicht um eine scharf abgrenzbare Arzneimittelgruppe. Die wichtigste Gruppe stellen auch hier, ebenso wie bei den Tranquilizern, die Benzodiazepine dar. Bei diesen wie auch bei anderen Hypnotika zeigt sich bei der klinischen Anwendung, daß die schlafmachende Wirkung vor allem auch von der verabreichten Dosis abhängt. Die Skala der Wirkungsintensitäten – sedativ, hypnotisch, narkotisch – hängt also insbesondere von quantitativen Gesichtspunkten ab. Bei zu geringer Dosierung wirkt das Schlafmittel lediglich beruhigend (sedativ). Eine sehr hohe Dosierung kann zur Narkose, sogar bis zum völligen Atemstillstand führen. Dies gilt allerdings nicht für Benzochiazepine und ähnlich wirkende Substanzen. Die Wirkungsintensität, besonders aber auch die Häufigkeit unerwünschter Nebenwirkungen, werden außerdem davon beeinflußt, wie stark sich die Substanz im Körper anreichern kann *(Kumulationseffekt)*.

Es gilt bei der Therapie von Schlafstörungen zu bedenken, daß Schlaflosigkeit, Ein- und Durchschlafstörungen und Früherwachen vielfältige Ursachen haben können. Wie in allen Bereichen der Medizin gilt auch hier der triviale Grundsatz, daß die zugrundeliegende Ursache, sofern das möglich ist, beseitigt werden sollte. So können beispielsweise auch Psychopharmaka Schlafstörungen verursachen. Gerade bei älteren Menschen können sogar Schlafmittel selbst stimulierende Wirkung haben *(paradoxer Effekt)*. Schlafmittel sollten möglichst nicht für längere Zeiträume, d.h. nicht für mehr als vier Wochen, verordnet werden. Bei intermittierenden Schlafstörungen ist die Einnahme in etwa vier bis sechs Nächten im Monat vertretbar.

Allerdings benötigen ältere Patienten häufig aufgrund ihrer chronischen Schlaflosigkeit eine Dauermedikation mit Benzodiazepinen. In diesen Fällen ist beobachtet worden, daß es dabei keinesfalls regelmäßig zur Abhängigkeit von dem Schlafmittel kommt. Vielmehr kommen viele Patienten jahrelang mit einer sehr niedrigen Dosis zur Behebung ihrer Schlafstörungen aus, also ohne kontinuierlichen Dosisanstieg.

So sehr zur Vorsicht im Umgang mit Schlafmitteln zu raten ist, so dringend werden sie in bestimmten Situationen benötigt. Bei Patienten, die suizidgefährdet sind, kann eine unzureichende Versorgung mit Schlafmitteln (mit Benzodiazepinen kann der Patient damit keinen Suizid ausführen) schwerwiegende Folgen haben.

Auch an dieser Stelle soll jedoch nicht versäumt werden, darauf hinzuweisen, daß unter *allen* Hypnotika das Risiko einer Abhängigkeitsentwicklung besteht.

Da auch hier im wesentlichen die Benzodiazepine als Substanzgruppe der Wahl gelten dürfen, gilt das im Kapitel über Tranquilizer Gesagte. Sollen sie als Hypnotika Verwendung finden, gilt es, zusätzlich die im folgenden Abschnitt genannten Gesichtspunkte zu beachten.

1. Benzodiazepinhypnotika

Da bei Schlafstörungen häufig Einschlafstörungen zu beobachten sind, ist bei der Anwendung eines Schlafmittels in der Regel ein möglichst rascher Wirkungseintritt erwünscht. Hierfür ist entscheidend, wie schnell die einzelnen Benzodiazepine vom Körper aufgenommen, also im Magen-Darm-Bereich resorbiert werden. Daher können alle ausreichend schnell resorbierten Benzodiazepine, besonders *Diazepam* (Valium®), sowohl als Tranquilizer als auch als Hypnotikum eingesetzt werden. Für den schlafanstoßenden Effekt können jedoch geringgradig höhere Dosen nötig sein als für die angstlösende Wirkung. Dies ist zu bedenken, wenn empfohlen wird, mit der niedrigstmöglichen Dosis eines Schlafmittels zu beginnen.

Benzodiazepine mit einer relativ kurzen *Halbwertszeit* (= Zeit, die der Körper benötigt, um exakt die Hälfte der Substanz wieder auszuscheiden) von sechs bis zwölf Stunden, deren Abbauprodukte *(Metaboliten)* nicht ebenfalls hypnotisch wirken, garantieren eine hinreichend lange sedativ-hypnotische Wirkung. Sie kumulieren bei einmaliger nächtlicher Einnahme auch bei wiederholter Anwendung nicht wesentlich. Dazu gehören etwa *Brotizolam* (Lendormin®), *Lorprazolam* (Sonin®), *Lormetazepam* (Noctamid®) und *Temazepam* (Planum®).

Falls Patienten neben Schlafstörungen auch an Angstzuständen leiden, kann eine Anxiolyse an dem der nächtlichen Einnahme folgenden Tag erwünscht sein. Daher ist in solchen Fällen ein Benzodiazepin mit längerer Halbwertszeit bzw. mit länger wirksamen Metaboliten wie *Nitrazepam* (Mogadan®) und *Flunitrazepam* (Rohypnol®) angezeigt. Als alleinige Schlafmittel sollten sie möglichst nicht angewandt werden.

Sehr kurz wirksame Substanzen können tagsüber zu Entzugssymptomen mit Angst und innerer Unruhe führen. So sind Ängstlichkeit und Verwirrtheitszustände bei *Triazolam* (Halcion®) mehrfach beschrieben worden. Trotz der sehr kurzen Halbwertszeit ist daher die Anwendung dieser Substanz auch bei Einschlafstörungen nicht zu empfehlen.

Benzodiazepinhypnotika mit langen oder mittellangen Halbwertszeiten und mit hypnotisch wirkenden Metaboliten können am Tag nach der abendlichen Einnahme zu *Hangover-Effekten* führen. Diese unerwünschte Tagessedierung bewirkt Müdigkeit, Konzentrationsschwäche und Einschränkungen der kognitiven Leistungsfähigkeit und Aufmerksamkeit mit verminderter Verkehrstauglichkeit aufgrund herabgesetzter Reaktionsfähigkeit. Mit Hangover-Wirkungen muß jedoch auch bei Substanzen mit kurzen Halbwertszeiten dann gerechnet werden, wenn sie in höherer Dosis eingenommen werden.

Alle Benzodiazepine verändern dosisabhängig die Schlafstadien. Die Zeit bis zum Einschlafen *(Schlaflatenz)* wird verkürzt, Häufigkeit und Dauer nächtlicher Wachphasen nehmen ab, die Gesamtschlafzeit wird verlängert. Die sogenannten *REM-Schlafphasen* oder *Traumschlafphasen* und die *Tiefschlafphasen* werden reduziert. Die Verminderung des REM-Anteils ist dabei geringer als bei vergleichbaren anderen Schlafmitteln.

2. Zyklopyrrolone und Imidazolpyridine

Zur Gruppe der neu entwickelten Nicht-Benzodiazepinhypnotika zählen *Zopiclon* (Ximovan®), chemisch ein Zyklopyrrolon, und *Zolpidem* (Stilnox®), chemisch ein Imidazolpyridin. Die chemische Struktur ist zwar von denen der Benzodiazepine verschieden, ihr Angriffspunkt ist jedoch auch der *$GABA_A$-Rezeptorkomplex.*

Die Substanzen scheinen die Tiefschlaf- sowie die REM-Schlafphasen zu verlängern. Außerdem wurden bislang kaum kognitive Beeinträchtigungen bzw. Hangover-Effekte registriert. Andere Beobachtungen deuten darauf hin, daß diese Substanzen ein geringeres Abhängigkeitspotential als die Benzodiazepine aufweisen könnten. Bei vorsichtiger Bewertung all der bisher vorliegenden Ergebnisse fehlt allerdings ein überzeugender Nachweis, daß Nicht-Benzodiazepinhypnotika einem vergleichbaren Benzodiazepinhypnotikum tatsächlich überlegen wären.

3. Chloralhydrat

Es handelt sich um einen Aldehyd, der schon seit mehr als 100 Jahren als Schlafmittel Verwendung findet. *Chloralhydrat* (Chloraldurat®) birgt weniger Risiken als die Barbiturate (siehe unten) und kann insbesondere als Einschlafmittel Verwendung finden. Schon nach regelmäßiger Verabreichung von wenigen Tagen kann ein deutlicher Wirkungsverlust eintreten. Gewöhnung und Sucht können auftreten. Bei plötzlichem Entzug sind delirartige Zustände und Krämpfe beschrieben worden. Ab Tagesdosierungen von vier Gramm kann es zu Vergiftungserscheinungen kommen, die denen von Barbituraten ähnlich sind. Als Nebenwirkungen können Übelkeit, Verwirrtheitszustände und allergische Reaktionen auftreten. Wie andere halogenhaltige Kohlenwasserstoffe kann die Substanz die Leber schädigen. Bei Nierenschäden reichert sich Chloralhydrat im Körper an und kann die Reizleitung im Herzen gegen Adrenalin und Noradrenalin verstärken und zu Herzrhythmusstörungen führen.

4. Barbiturate

Barbiturate, Abkömmlinge der Barbitursäure, waren bis zur Einführung der Benzodiazepinhypnotika die am häufigsten verwendeten Schlafmittel. Da sie den Benzodiazepinen im Hinblick auf Nebenwirkungen, Schwere von Vergiftungserscheinungen, Mißbrauchs- und Abhängigkeitspotential und Sicherheit – mit Barbituraten ist ein Suizid möglich – unterlegen sind, werden sie zu Recht zunehmend weniger zur Behandlung von Schlafstörungen verordnet.

Die Schlafinduktion durch Barbiturate ist so sicher, daß man von *schlaferzwingender* Wirkung spricht. Sofern Barbiturate nach Ausschöpfung aller anderen Therapiemöglichkeiten dennoch verordnet werden, sollten die genannten Risiken immer bedacht werden.

Barbiturat-Vergiftungen sind in westlichen Ländern die häufigste Suizidart. Über Wirkung an Atem- und Kreislauf-Zentren des Gehirns kommt es zu Atem- und Herzstillstand. Die Dauer der Barbituratnarkose hängt nicht allein von der Art und absoluten Dosis der eingenommenen Substanz, sondern auch davon ab, wie schnell Entgiftungsmaßnahmen vorgenommen werden können. Die Bewußtlosigkeit kann bis zu einer Woche dauern.

5. Andere Hypnotika

Es wurde in den entsprechenden Kapiteln schon erwähnt, daß auch *Antidepressiva* und *Neuroleptika* sedierende Wirkung haben können. Diese kann man sich zum Beispiel bei zusätzlichen Schlafstörungen im Rahmen einer Depression zunutze machen.

Bromharnstoffderivate können wegen der Gefahr der chronischen Vergiftung (*Bromismus* mit Benommenheit, Kopfschmerzen, Koordinationsstörungen, Magen-Darm-Beschwerden, Anorexie, Akne und tränenden Augen) nicht als Hypnotika empfohlen werden. Bromharnstoffderivate finden sich immer noch in angeblich harmlosen und gut verträglichen

Kombinationspräparaten, weshalb die Nebenwirkungen häufig nicht als Bromismus erkannt werden.

Für die Wirksamkeit *pflanzlicher Präparate* werden häufig nur Einzelbeobachtungen angeführt. Von manchen wird daher ihre Wirksamkeit generell bezweifelt. Dennoch gelingt es in der täglichen Praxis häufig, mit diesen Präparaten auszukommen. Denn es bedarf bei schlafgestörten Patienten mitunter lediglich eines Placebo, um den Nachtschlaf zu normalisieren. Ist bei anfänglichem Ausbleiben des therapeutischen Effektes *kein Risiko* für den Patienten zu befürchten, so kann die Anwendung von Hopfen- und Baldrianpräparaten durchaus ihre Berechtigung haben. Vor Mischpräparaten, insbesondere solchen mit Alkohol, ist allerdings zu warnen.

IX. Medikamente zur Behandlung von Drogenabhängigkeit und Drogenentzug

Unter Drogenabhängigkeit wird die dauernde oder periodische Einnahme einer psychotropen Substanz verstanden, durch die der Abhängige und/oder die Gemeinschaft geschädigt wird. Die Begriffe *Sucht* und *Gewöhnung* sind durch den Begriff der *Abhängigkeit* ersetzt worden. Führt die Abhängigkeit zu einer körperlichen Gefährdung oder zu sozialem Abstieg und körperlichem und psychischem Verfall, spricht man von *Mißbrauch*. Die meisten Drogen erzeugen sowohl körperliche als auch psychische Abhängigkeit. Bei ersterer Form muß die Substanz ständig in höherer Dosierung zugeführt werden, damit keine Entzugserscheinungen auftreten. Letztere bezeichnet den Zwang, sich die Versorgung mit der Droge dauernd sichern zu müssen.

Je nach Klassifikation, die man zugrunde legt, lassen sich zehn oder mehr Typen von Abhängigkeit unterscheiden. Sowohl neue wissenschaftliche Erkenntnisse als auch neue Designerdrogen lassen das Gebiet immer unübersichtlicher erscheinen. Im folgenden sollen daher nur Schwerpunktthemen – insbesondere neuere Forschungsergebnisse zur Drogenproblematik – behandelt werden.

1. Alkoholkrankheit

Alkohol ist in der Bundesrepublik die Droge Nr. 1. Die Zahl der Alkoholkranken wird auf zwei bis drei Prozent der Bevölkerung geschätzt. Im betrieblichen Bereich ist mit fünf Prozent alkoholkranker Mitarbeiter zu rechnen.

Die alleinige psychosoziale Behandlung zur Verhinderung des Rückfalls in die Sucht blieb bislang unbefriedigend. In den letzten Jahren haben neurobiologische Hypothesen zur Entstehung der Alkoholabhängigkeit dazu geführt, daß der bis dahin herrschende Fatalismus in bezug auf die medikamentösen Therapieformen durch interessante Ergebnisse zur Psychopharmakologie der Alkoholrückfallprophylaxe abgelöst werden konnte.

Es ist mittlerweile belegt, daß die psychotropen Wirkungen von Alkohol (Äthanol) insbesondere durch Angriff am GABA-Benzodiazepin-Rezeptorkomplex zustande kommen (siehe S. 48). Daneben spielen auch Interaktionen mit anderen Rezeptoren, darunter Serotoninrezeptoren, dem Opioid- und dem Dopamin-System eine Rolle. Eine wichtige therapeutische Hilfe gibt schon die Unterscheidung, ob die Alkoholkrankheit sekundär, also auf dem Boden einer anderen Krankheit entstanden ist. Hier kommen zum Beispiel Depressionen, Angst- und Zwangsstörungen in Frage. Die konsequente Behandlung der Primärkrankheit bewirkt eine deutliche Senkung der Rückfallrate Alkoholabhängiger. Tierexperimentelle und klinische Befunde weisen darauf hin, daß selektive Serotonin-Rückaufnahmehemmer bei Problemtrinkern den Alkoholkonsum und die Trinkfrequenz reduzieren können. Die Effekte scheinen serotoninspezifisch und unabhängig von der antidepressiven Wirkung der Serotonin-Rückaufnahmehemmer zu sein, da die Substanzen auch bei Alkoholikern wirken, die nicht depressiv sind, und andere Antidepressiva ohne selektive Serotonin-Rückaufnahmehemmung diese Wirkung nicht erzielen können. Es bedarf jedoch weiterer klinischer Studien, bevor Therapieempfehlungen gegeben werden können.

Das gilt ebenso für die Rückfallprophylaxe alkoholabhängiger Patienten durch *Naltrexon* (Nemexin®); (s. Seite 114). Diese Substanz blockiert Opiat-Rezeptoren, die bei der Alkoholkrankheit offenbar auch eine Rolle spielen.

Acamprosat (Campral®) weist eine ähnliche Struktur auf wie die Gamma-Aminobuttersäure (GABA). In verschiedenen Studien konnte gezeigt werden, daß diese Substanz alkoholrezidivprophylaktisch wirksam ist. Seit die Rolle des GABA-Rezeptorkomplexes für die Vermittlung der Alkoholwirkungen erkannt worden ist, verspricht man sich von GABA-ähnlichen Substanzen weitere Aufklärung über Ursachen und Therapiemöglichkeiten der Alkoholkrankheit.

Die *Aversionsbehandlung* mit *Disulfiram* (Antabus®) hat sich zur Rückfallprophylaxe nicht bewährt. Disulfiram verhindert, daß der aus Alkohol entstehende Acetaldehyd weiter verstoffwechselt wird. Dadurch kommt es u.a. zu Übelkeit bis zum Erbrechen, Blutdruckabfall, Kopfschmerzen und Beschleunigung der Atmung, wodurch man sich eine alkoholabschreckende Wirkung erhofft. Sollte diese Therapie erwogen werden, ist der Patient über die Folgen sorgfältig aufzuklären.

Auf die wichtigen unterstützenden Maßnahmen im Rahmen eines Gesamtbehandlungskonzeptes wie etwa Psychotherapie, Verhaltenstherapie, Anonyme Alkoholiker oder soziale Interventionen zur Sicherung des Arbeitsplatzes kann in diesem Rahmen nicht eingegangen werden.

Im Rahmen der Alkoholbehandlung gilt es jedoch nicht nur, die Abhängigkeit zu durchbrechen, sondern auch, spezifische Alkoholkrankheiten wie Alkoholvergiftung oder Delir zu behandeln.

Die schwere Alkoholvergiftung ist ein internistischer Notfall. Da früh einsetzende toxische Wirkungen des Alkohols zumindest teilweise auf dessen Angriff am $GABA_A$-Rezeptor zurückzuführen sind, können sie durch inverse Benzodiazepinagonisten (Ro-15-4513) (siehe Kapitel III) aufgehoben werden. Diese Art der Behandlung ist derzeit noch nicht klinische Routine, sondern befindet sich in der Erprobungsphase.

Für die Behandlung von Alkoholentzugserscheinungen, insbesondere des *Delirium tremens*, hat sich in Deutschland das *Clomethiazol* (Distraneurin®) durchgesetzt. Seit seiner Einführung konnte die Sterblichkeitsrate im Alkoholdelir erheblich gesenkt werden. In den USA, wo Clomethiazol nicht zugelassen ist, behandelt man mit langwirkenden Benzodiazepinen. Die psychiatrischen Alkoholfolgekrankheiten *Wernicke-Enzephalopathie* mit Verwirrung, Desorientiertheit, Augenmuskellähmungen und fehlender Muskelkoordination (Ataxie) sowie das *Korsakow-Syndrom* mit gravierendem Kurzzeitgedächtnisverlust (Amnesie) werden mit hochdosierten Vitamin-B_1-Gaben (Thiamin) behandelt. Bei Alkoholhalluzinose und Alkoholischem Eifersuchtswahn kommen Neuroleptika zum Einsatz.

2. Nikotinabhängigkeit

Nikotin ist ein dem Acetylcholin verwandtes Alkaloid, das in niedriger Dosierung dessen Wirkungen nachahmt, diese in höheren Dosierungen dagegen blockiert. So ist zu erklären, daß Nikotin zunächst stimulierend, hochdosiert aber auch sedierend wirken kann. Der Nikotinentzug hat individuell unterschiedliche Folgen. Häufigste Beschwerden sind Übelkeit, Kopfschmerzen, Opstipation oder Durchfall, Appetitsteigerung, Benommenheit, Müdigkeit und depressive Verstimmungen. Das Antidepressivum Doxepin scheint in der akuten Entzugsphase wirksam zu sein. Die Untersuchungen zur Unterdrückung der Entzugserscheinungen sind allerdings über das Versuchsstadium noch nicht hinaus.

Derzeit kann eine Therapie zur Raucherentwöhnung als Kombination von Nikotinpflaster und Verhaltenstherapie gegeben werden. Unter verhaltenstherapeutischen Maßnahmen wird das Rauchen eingestellt, das Pflaster versorgt den Körper aber noch mit Nikotin. Die Dosis wird dann schrittweise reduziert.

3. Abhängigkeit von Opiaten

Zu den Opiaten zählen das *Morphium* und seine Abkömmlinge wie zum Beispiel *Codein* und *Heroin*. Bisher kennt man mindestens vier verschiedene *Opiatrezeptoren*, an die körpereigene Substanzen (Endorphine, Enkephaline und Dynorphine) binden, die ähnliche Wirkungen wie die Opiate entfalten können. Opiate sind hochwirksame, schmerzstillende Medikamente. Zu mißbrauchten Drogen werden sie vor allem durch ihre euphorisierende Wirkung, die beim Heroin besonders ausgeprägt ist. Sie verursachen sehr rasch eine starke psychische und physische Abhängigkeit. Das körperliche Entzugssyndrom ist – wenn nicht eine Mehrfachabhängigkeit auch von anderen Substanzen besteht – in der Regel ungefährlich und dauert etwa ein bis zwei Wochen. Die Patienten leiden unter Schlafstörungen, Hitze- und Kälteattacken, Durchfall, Tränenfluß und laufender Nase, Nierenschmerzen und Knochenschmerzen. Therapeutisch werden hier das Antidepressivum *Doxepin* (Aponal®) oder das blutdrucksenkende Mittel *Clonidin* (Catapresan®) eingesetzt. Die Abhängigen selbst können – nachdem sie schon viele Entzugsbehandlungen hinter sich haben – ihre Reaktion am besten einschätzen. Manche bevorzugen den sogenannten „kalten Entzug", ohne jegliche medikamentöse Unterstützung. Bei vielen der Drogenabhängigen ist jedoch zusätzlich mit einer Flunitrazepamabhängigkeit (Rohypnol®) zu rechnen. Ein abruptes Absetzen dieses Schlafmittels kann jedoch Krämpfe auslösen; es muß durch ein langsam abzusetzendes anderes Benzodiazepin ersetzt werden.

Bedeutend schwieriger als die körperliche Entzugsbehandlung ist für den Heroinabhängigen die sich daran anschließende Entwöhnung. Hier bieten sich im wesentlichen zwei pharmakologische Therapiestrategien an, die immer nur (ohne daß hier darauf eingegangen werden kann) im Rahmen eines integrierten Therapiekonzeptes mit verhaltens- und familientherapeutischen Maßnahmen und psychosozialer Unterstützung sinnvoll sind.

Naltrexon (Nemexin®) ist als Opiatantagonist eine *Nüchternheitshilfe*. Es blockiert die Opiatrezeptoren, entfaltet aber keine eigenen, entgegengesetzten Wirkungen wie das *Naloxon* (Narcanti®), das eingesetzt wird, um eine Überdosierung von Opiaten zu neutralisieren. Durch die Besetzung der Opiatrezeptoren kann das Heroin keine euphorisierende Wirkung mehr entfalten. 20–200 Milligramm Naltrexon können für etwa drei Tage 25 Milligramm Heroin wirkungslos machen. Der Rückfall hat also für den Abhängigen nicht mehr den gewünschten Erfolg. Klinische Untersuchungen haben ergeben, daß unter Naltrexon das Verlangen nach Opioiden vermindert war und weniger Heroin injiziert wurde. Langzeitstudien liegen allerdings bislang noch nicht vor, so daß noch keine eindeutigen Therapieempfehlungen gegeben werden können.

Während eine Naltrexontherapie darauf abzielt, von den Opiaten loszukommen, handelt es sich bei *Methadon* um eine Opiat-Ersatzdroge. Methadon wurde schon 1945 synthetisch hergestellt und ist dem Morphin strukturverwandt. Die Behandlung von Opiatabhängigen wurde 1963 von Dole und Nyswander in New York eingeführt. Sie zielt auf die Verbesserung physischer und psychischer Gesundheit des Abhängigen, Reintegration in den Arbeitsprozeß, Verhinderung von Infektionen (besonders Hepatitis und AIDS), Distanzierung von der Drogenszene und Reduktion von Beschaffungskriminalität und Prostitution.

Seit 1994 ist Methadon in Deutschland (wie vordem schon in den USA) als Mischsubstanz (Racemat) aus D-Methadon und Levomethadon verfügbar. D-Methadon hat nur etwa $^1/_{50}$ der schmerzstillenden Potenz von Levomethadon. Es darf seit Inkrafttreten der 5. Betäubungsmittelrechts-Änderungsverordnung am 1.2.1994 in einer Höchstdosis von 3000 Milligramm innerhalb von 30 Tagen (nicht mehr als 300 Milligramm pro Tag) unter bestimmten Voraussetzungen zur Substitutionsbehandlung von Drogenabhängigen verordnet werden. Das sind schwere Erkrankungen (z.B. Tumorleiden), lebensbedrohlicher Zustand beim Entzug, Schmerzen, die nur mit Opioiden zu kontrollieren sind, AIDS, bei Schwangerschaft und bis zu sechs Wochen nach der Geburt sowie bei Krankenhausaufenthalten wegen schwerer Erkrankungen, wenn dem Abhängigen ein gleichzeitiger Entzug nicht zuzumuten ist. Für eine Substitution bei vergleichbar schweren Erkrankungen muß der Arzt zusätzlich eine Genehmigung der zuständigen Krankenversicherung einholen. Eine Substitutionsbehandlung aus rein sozialmedizinischen Gründen, etwa bei langjährig Abhängigen, die keinen Kontakt mehr zum Drogenhilfesystem finden, wird derzeit nicht von der Krankenversicherung getragen.

Obwohl es im Einzelfall gelungen ist, Abhängige mit einer Substitutionsbehandlung psychisch und sozial zu stabilisieren, reichen die derzeitigen Erfahrungen mit der Substanz in Deutschland noch nicht aus, um ihren längerfristigen therapeutischen Wert zu beurteilen.

Schließlich ist ganz eindeutig vor dem Versuch einer Substitutionstherapie mit dem Hustenmittel *Codein* zu warnen. Die Substanz führt nicht selten zu lebensgefährlichen Atemstillständen und wird in letzter Zeit immer häufiger für Todesfälle unter den Drogenabhängigen verantwortlich gemacht. Zudem ist ein Entzug von Codein qualvoller als der von Heroin. Ärzte, die die Substanz als Hustensaft den Drogenabhängigen in großen Mengen verschreiben, helfen diesen also keineswegs.

4. Stimulantien und Appetitzügler

Kokain und die Gruppe der *Amphetamine* erzeugen Konzentrationssteigerung, Wachheit, Euphorie und verbesserte körperliche Leistungsfähigkeit. Sie wirken über eine Hemmung der Wiederaufnahme von Dopamin und Noradrenalin, Amphetamine sorgen zusätzlich für eine vermehrte Freisetzung der Transmitter aus den präsynaptischen Vesikeln (siehe Kapitel III). Dies erklärt auch, warum eine durch diese Substanzgruppen ausgelöste paranoide Psychose, zu der es besonders bei chronischem Mißbrauch kommt, gut auf Neuroleptikatherapie anspricht.

Es gibt für Kokain keine, für Amphetamine nur zwei medizinische Indikationen:

Bei *Narkolepsie* (während des Tages wiederholt auftretende Schlafanfälle) kann eine Behandlung mit *Methylphenidat* (Ritalin®) hilfreich sein. In einigen Fällen wurde dabei eine Gewöhnung beobachtet.

In mehreren Studien konnte gezeigt werden, daß hyperaktive, ständig unruhige Kinder mit Konzentrationsschwierigkeiten durch Amphetamine ausgeglichener werden (paradoxe Reaktion). Die Wirkung tritt meist innerhalb der ersten drei Wochen ein. In größeren Abständen sollten immer wieder Absetzversuche unternommen werden. Allerdings ist nicht jedes unruhige Kind hyperaktiv. In jedem Fall sollte man vor dem Einsatz von Amphetaminen die Diagnose durch einen Kinder- und Jugendpsychiater absichern lassen.

Einige der Substanzen unterdrücken das Hungergefühl und werden daher vielfach als Appetitzügler eingesetzt. Da die stimulierende Wirkung jedoch immer an die appetithemmende Wirkung gekoppelt ist, können diese Substanzen nach der

Phase der Gewöhnung auch süchtig machen. Das gilt auch für Appetitzügler der Nicht-Amphetamingruppen.

Der Gebrauch des Amphetamins Pervitin hat als *Weckamin* besonders im Zweiten Weltkrieg traurige und leidvolle historische Berühmtheit erlangt. Es wurde insbesondere am Ende des Krieges bei Piloten und in der Kriegsmarine eingesetzt, um die Soldaten am Rande der Erschöpfung noch wach zu halten. Wie für Pervitin gilt auch für alle anderen Weckamine, daß zum einen das subjektive Empfinden einer Leistungs- und Konzentrationssteigerung größer ist als die tatsächliche Zunahme. Zum anderen ist die psychomotorische Stimulation meist von einer ängstlichen Erregtheit begleitet, die sich schließlich bis zur Psychose mit Halluzinationen und Wahnvorstellungen steigern kann. Weder eine angestrebte Gewichtsreduktion noch Psychostimulation können daher als medizinische Indikation für diese Substanzgruppen gelten.

5. Psychedelische Drogen

Dazu zählen neben anderen die bekannten „Softdrogen" LSD (Lysersäurediäthylamid) und das Delta-9-Tetrahydrocannabinol, der wichtigste psychoaktive Bestandteil von Haschisch und Marihuana. Die Substanzen führen zu rauschartigen Bewußtseinsveränderungen, Störungen (oder erwünschten Veränderungen) des Ich-Erlebens, des Denkens, der Wahrnehmung. LSD erzeugt kein Entzugssyndrom. Die anderen Psychedelika können bei Absetzen zu einem Entzugssyndrom (Angst, Schlafstörungen, Zittern) führen, das in der Regel keine pharmakologische Therapie erfordert.

Das heißt jedoch nicht, daß ein langjähriger Gebrauch nicht doch zu gravierenden Veränderungen führen könnte. Nach Langzeitmißbrauch sind schwere Persönlichkeitsveränderungen, Konzentrations- und Gedächtnisstörungen, Apathie und Planlosigkeit (amotivationales Syndrom) beobachtet worden.

X. Antidementiva

Als Antidementiva (Nootropika) werden zentral wirkende Substanzen bezeichnet, die die Hirnleistung verbessern und die Beeinträchtigung der Alltagsaktivitäten beheben können. Es wird vermutet, daß die Antidementiva noch funktionsfähige Nervenzellverbände zu einer besseren Leistung anregen oder vor pathologischen Einflüssen schützen können.

Das Zielsyndrom für Antidementiva ist die Demenz, insbesondere die Demenz vom Alzheimer-Typ. Die Ursachenforschung zur Alzheimer-Demenz hat in den letzten Jahren wichtige Fortschritte gemacht. Es gab zahlreiche neue Hypothesen zur Pathogenese dieser schweren Erkrankung. Eine dieser Hypothesen besagt, daß der Acetylcholinstoffwechsel bei der Alzheimer-Erkrankung gestört ist. Konsequenterweise wurde deshalb der Acetylcholinesterase-Hemmstoff Tacrin *(Cogrex)* entwickelt, der eine Erhöhung der Überträgersubstanz Acetylcholin im Gehirn bewirkt. Es wurde eine solche Wirksamkeit von Tacrin tatsächlich bei Patienten mit einer Alzheimer-Erkrankung nachgewiesen. Der Nachteil dieser Substanz liegt darin, daß unter der Einnahme häufig Nebenwirkungen auftreten, so daß Tacrin nur unter *kontrollierten Bedingungen* verordnet werden kann. Die Bewertung des klinischen Nutzens in Relation zu den Nebenwirkungen erfordert für jeden Therapieversuch auf den jeweiligen Einzelfall abgestimmte Abwägung und eingehende Beratung des Patienten und seiner Angehörigen bzw. seiner Betreuer. Eine klinisch bedeutsame Wirkung von Tacrin ist nur bei 25% der Patienten zu erwarten, und es ist bisher nicht vorhersehbar, welcher Patient unter Tacrin eine Besserung zeigen wird.

Die Entwicklung und Einführung von Tacrin kann als erster Schritt in der Therapie der Alzheimer-Demenz angesehen werden. Für die anderen im Handel befindlichen Medikamente gegen die Demenz ist insgesamt nicht die – wenn auch nur geringe – Wirksamkeit von Tacrin nachgewiesen worden.

Ob der Calciumantagonist Nimodipin *(Nimotop)* eine therapeutische Wirksamkeit hat, ist noch nicht hinreichend belegt.

XI. Psychopharmaka und/oder Psychotherapie?

Es sollte das Ziel jeder psychiatrischen Behandlung sein, im Rahmen eines Gesamtbehandlungsplans für den psychisch kranken Patienten ein „integriertes Therapiekonzept" zu entwickeln. Je nach Bedarf sollten Pharmakotherapie und Psychotherapie ebenso wie Begleittherapien (Arbeits-, Beschäftigungs- und Sozialtherapie) sowie andere ergänzende Maßnahmen zur Anwendung kommen. Auch ausgebildete Psychotherapeuten unterstützen ihre Arbeit mit dem Patienten nicht selten durch medikamentöse Maßnahmen. Trotz dieser praktischen Erfahrung werden von ideologisch einseitig orientierten Vertretern der einen wie der anderen Richtung die psychotherapeutisch orientierten Verfahren der Psychopharmakatherapie als Entweder/Oder-Entscheidung gegenübergestellt. Im Rahmen solcher Diskussionen werden die Psychopharmaka auch gerne als „chemische Keule" bezeichnet. Die psychotherapeutischen Verfahren gelten hingegen häufig als der umfassendere therapeutische Ansatz, der noch dazu nebenwirkungsfrei – ganz ohne Chemie – das psychische Geschehen wieder ins Lot bringen kann. Um den Stellenwert einzelner Therapien jenseits aller Ideologisierung deutlich zu machen, sei hier auf diese Problematik eigens eingegangen (1).

Das entscheidende wissenschaftliche Kriterium, nach dem der Status einer Behandlungsmethode zu bewerten ist, liegt in ihrer therapeutischen Wirksamkeit. Anerkanntermaßen muß der Heilerfolg wissenschaftlich nachweisbar auf einer spezifischen Wirkung beruhen. Für Psychopharmaka gelten hinsichtlich ihrer Effektivität die Regeln des Arzneimittelgesetzes (AMG). Das bedeutet, daß die Prüfungsdurchführung zum klinischen Wirksamkeitsnachweis eines Psychopharmakons denselben Kriterien unterliegt, wie sie für Medikamente allgemein gelten. Danach muß eine neuzugelassene Substanz eine *angemessene Wirksamkeit* bei der Behandlung derjenigen Krankheit aufweisen, für die sie gedacht ist. Grundsätzlich kann man testen, ob ein neues Mittel wirksamer ist als ein Placebopräparat. Eine zweite Form der Testung erfolgt im Vergleich zu schon bekannten, therapeutisch wirksamen Mitteln. Eine angemessene Wirkung nachzuweisen ist im einzelnen oft schwierig. Angemessenheit wird überdies vom Arzneimittelgesetz nicht eindeutig definiert. Dennoch existieren in der internationalen Wissenschaftler- und Ärztegemeinschaft klare Kriterien für die Beurteilung des Aussagewertes von Medikamentenprüfstudien.

Ungleich schwerer scheint es hingegen zu sein, psychotherapeutische Verfahren bezüglich ihrer Wirksamkeit angemessen zu beurteilen. In Vorbereitung des Psychotherapeutengesetzes wurde für das Bundesgesundheitsministerium ein Gutachten erbeten, das die Effektivität verschiedener Psychotherapieverfahren beurteilen sollte. Eine Arbeitsgruppe an dem psychologischen Institut der Universität Bern hat hierzu eine Meta-Analyse von knapp 900 Studien vorgelegt, die genau festgelegten wissenschaftlichen Kriterien entsprachen (2). Nach dieser Auswertung haben nur drei Psychotherapieverfahren Bestand, wenn ihr Wirksamkeitsnachweis nach wissenschaftlich anerkannten Kriterien erfolgt. Mit großem Abstand führen die modernen verhaltenstherapeutischen Verfahren (die sog. kognitiv-behaviorale Therapie). Daneben sind nur die Gesprächstherapie sowie solche psychoanalytischen Verfahren relevant, die auch verhaltenstherapeutische Anteile enthalten.

Der Vergleich zwischen Psychopharmakatherapie und den genannten psychotherapeutischen Verfahren ist schwierig. In jedem Fall kann nur dann eine Aussage über die Wertigkeit des einen oder anderen Verfahrens gemacht werden, wenn sie im Rahmen einer kontrollierten Studie miteinander verglichen worden sind. Dabei ist der Vergleich von einzelnen Behandlungs*erfolgen* der verschiedenen Therapierichtungen nicht immer einfach. Diejenigen Patienten, die in pharmakotherapeutische Studien eingeschlossen werden, weisen in der Regel einen deutlich höheren Grad psychischer Störungen auf, sind im allgemeinen kränker als die Patienten von Psychotherapiestudien. Erstere Gruppe muß häufig stationär behandelt werden, also eine gewisse Zeit in einer psychiatrischen Klinik verbringen. Letztere können dagegen eher ambulant behandelt werden.

Vergleicht man in derartig unterschiedlichen Patientengruppen die Behandlungsergebnisse miteinander, so sind die besseren Erfolge nicht immer auf die Art der Therapie, sondern auf die günstigere Patientenauswahl zurückzuführen. Außerdem kann unter Umständen nur sehr schwer differenziert werden, welche therapeutischen Effekte im einzelnen durch welche Therapiestrategie erzielt worden sind. So erwirbt beispielsweise ein Patient im Rahmen der verhaltenstherapeutischen Expositionsbehandlung, wenn er also dem angstauslösenden Reiz ausgesetzt wird, eine Selbsthilfekompetenz. Er erlernt, aufkommende Angst- oder Panikgefühle erfolgreich zu bewältigen, ohne sich der Situation durch Vermeidung oder Flucht zu entziehen. Über die Selbsthilfekompetenz lassen sich die guten Langzeiterfolge der Expositionstherapie, auf die in einigen Studien hingewiesen wird, erklären, weil der Patient auf diese Verhaltensweisen u. U. wieder zurückgreifen kann. Aber auch in einer Pharmakotherapie kann eine Expositionsbehandlung enthalten sein. Denn der Angstpatient bemerkt, daß er sich unter dem Schutz einer angstlösenden Therapie den ehemals gefürchteten Situationen aussetzen kann, ohne in Panik zu geraten – er exponiert sich damit selbst. Die methodischen Probleme können also auch darin bestehen, bestimmte Behandlungserfolge den einzelnen Therapien exakt zuzuordnen.

Trotz dieser Schwierigkeiten lassen sich wenigstens einige wichtige Einzelergebnisse festhalten. Diese verdanken wir den insbesondere in den letzten Jahren in den USA vorangetriebenen Bemühungen um den Wirksamkeitsnachweis verschiedener Psychotherapieformen bei der Depression. Da noch nicht sehr viele empirische Befunde zum Wirksamkeitsvergleich der einzelnen Therapiemaßnahmen existieren, muß sich die Bewertung auf einige wenige Krankheitsbilder und Behandlungsformen beschränken.

Besondere Beachtung verdienen neben anderen verhaltenstherapeutisch orientierten Verfahren die sogenannte kognitive

Verhaltenstherapie und die interpersonale Psychotherapie (3). Diese Therapieverfahren zeugen von einer Erweiterung der rein übungstechnischen Methoden in der Verhaltenstherapie. Zusätzlich zum Einüben bestimmter Verhaltensweisen wird dabei auch die Einsichts- und Beziehungsfähigkeit des Patienten stärker genutzt. Ihre Wirksamkeit konnte in einer Reihe von Vergleichsuntersuchungen auch gegenüber einer Antidepressiva-Medikation wahrscheinlich gemacht werden. Einschränkend muß hinzugefügt werden, daß es sich dabei nicht um Patienten handelte, die die anerkannten Kriterien einer schweren Depression erfüllten.

Vergleicht man Psychopharmaka- mit Psychotherapieeffekten in bezug auf den Schweregrad einer Depression, so ergibt sich nach einer umfangreichen Studie (4) folgendes Bild: Den Patienten mit einer mittelgradig bis schwer ausgeprägten depressiven Störung half ein Standardantidepressivum – das Imipramin – besser als kognitive Verhaltenstherapie und interpersonale Psychotherapie. Diese wirkten wiederum besser als ein Placebopräparat, konnten also auch einen Behandlungseffekt aufweisen. Bei den nur leicht depressiven Patienten fand sich kein Unterschied zwischen Imipramin und den beiden oben erwähnten Psychotherapieformen. Aber auch eine Placebogabe erwies sich bei diesen Patienten als wirksam.

Das läßt am ehesten folgenden Schluß zu: Bei leichten Depressionsformen kann zwar von einer Gleichwertigkeit bestimmter Psychotherapieformen mit Antidepressiva-Behandlung ausgegangen werden. Bei schweren Depressionsformen sollte jedoch nach heutigem Kenntnisstand auf eine medikamentöse Therapie nicht verzichtet werden. Kombiniert man beide Verfahren, so ergaben sich bisher nur leichte Vorteile gegenüber den Monotherapien.

Für die Bewertung der Behandlungsmethoden von Angsterkrankungen gibt es inzwischen eine größere Anzahl wissenschaftlicher Studien. Ähnlich wie bei der Depressionsbehandlung weisen sie darauf hin, daß sowohl Verhaltenstherapie als auch Psychopharmaka bei leichten und mäßig ausgeprägten Angsterkrankungen gleich wirksam sind. Es zeigte sich jedoch auch, daß bei schweren Angsterkrankungen – das gilt auch für Zwangsstörungen (S. 59) – auf eine Therapie mit Psychopharmaka nicht verzichtet werden kann.

Wichtig sind auch insbesondere die Studien über die Bedeutung einer Psychotherapie für den *Krankheitsverlauf* bei einer Depression. In der Langzeitbehandlung zur Rezidivprophylaxe von Depressionen wies die Kombination von Imipramin mit interpersonaler Psychotherapie Vorteile gegenüber einer Antidepressiva-Monotherapie auf (5). Für die Praxis ergibt sich aus diesen Untersuchungen die wichtige Konsequenz, daß psychotherapeutische Verfahren zusammen mit einer Antidepressiva-Erhaltungstherapie einen verbesserten Schutz vor Rückfällen bewirken können.

Diese – sicher noch nicht generalisierbaren – Ergebnisse machen jedenfalls deutlich, daß ein Gegensatz Psychotherapie – Psychopharmakatherapie im Hinblick auf den Zweck therapeutischen Handelns nicht sinnvoll ist. Das Testen von Einzel- oder Kombinationstherapien in methodisch einwandfreien Studien dient dem Patienten letztlich am meisten.

Zu einer professionellen Bewertung von Verfahren gehört nicht zuletzt das Bedenken der damit verbundenen Gefahren. Nebenwirkungen von Psychopharmaka sind mittlerweile Anlaß zu einer breiten Diskussion geworden. Sie wurden in den einzelnen Kapiteln dieses Buches eingehend besprochen. Das sich hieraus ergebende Akzeptanzproblem wird im zehnten Kapitel noch gesondert diskutiert. Die Berücksichtigung des Nebenwirkungsrisikos kann aber immer erst dann als Risiko-Nutzen-Analyse erfolgen, wenn man sicher von einer Wirksamkeit eines Verfahrens ausgehen kann. Die Wirksamkeit muß also nachgewiesen sein, bevor überhaupt über Nebenwirkungen diskutiert werden kann.

Unter Berücksichtigung der dargelegten Ergebnisse empfiehlt sich folgendes Vorgehen:

- Bei leichten Fällen von Angst oder Depression sollte eine Motivanalyse erfolgen. Da hier eine Auswahl von verschiedenen Verfahren gleich wirksam ist, sollte der Arzt sorgfältig herausarbeiten, welche Therapieform vom Patienten gewünscht wird und wozu er am ehesten motiviert ist.

- Bei mittelschweren Formen ist eine Kombination der Verfahren meist sinnvoll. Voraussetzung ist natürlich auch hier eine Motivanalyse.
- In schweren Fällen muß zunächst durch Psychopharmaka der unmittelbare Leidensdruck vom Patienten genommen werden. Auch ein Selbstmordrisiko ist bei schweren psychischen Erkrankungen oft vorhanden. Falls noch notwendig und erwünscht, kann später eine Verhaltenstherapie zusammen mit einer Psychopharmakatherapie eingesetzt werden.
- Bei mittelschweren und schweren *Depressionen* ist eine *Langzeittherapie mit Antidepressiva* über viele Jahre zur Rückfallprophylaxe oft nicht zu umgehen.

XII. Psychopharmaka im Widerstreit

Der Arzt, der einen psychisch Kranken mit Psychopharmaka behandeln möchte, trifft ungeachtet der großen Erfolge der Psychopharmakatherapie auf Widerstand. Patienten und deren Angehörige lehnen eine medikamentöse Therapie oft mit Nachdruck ab; Medien und weite Kreise der Bevölkerung scheinen sie in ihrer Haltung zu bestärken. Der wissenschaftlich informierte Arzt kann diese Ablehnung kaum nachvollziehen. Er weiß, daß mit den Psychopharmaka erstmals Medikamente zur Verfügung stehen, mit denen psychische Erkrankungen wirksam behandelt werden können. Mit der Entwicklung der modernen Psychopharmakologie in den fünfziger Jahren konnte die Psychiatrie ihre therapeutischen Möglichkeiten revolutionieren. Von nun an wurden die Behandlungszeiten immer kürzer. Die bisherigen, zumeist unwissenschaftlichen Therapien konnten aufgegeben werden. Der Arzt verhalf dem Patienten in vielen Fällen zu einer schnellen sozialen und beruflichen Rehabilitation. Die Türen der Psychiatrie wurden geöffnet.

Trotzdem stehen *Psychopharmaka im Zwielicht.* Art, Ausmaß und Gründe dieses Phänomens geben Rätsel auf. Soll das therapeutische Potential dieser Medikamente nicht ungenutzt bleiben, muß daran gelegen sein, aufzuklären, worauf sich eine derartige Ablehnung gründet. Psychiater, Kommunikationsforscher und Rhetoriker haben 1994 im Rahmen einer Studie zur Akzeptanz von Psychopharmaka und zur Darstellung in den Medien *(Mainzer Studie)* den Widerspruch zwischen der einerseits hohen Effizienz der Psychopharmaka und der andererseits ablehnenden Haltung der Bevölkerung und der Medien thematisiert. Aufgrund einer repräsentativen Bevölkerungsumfrage bei 2176 Personen sowie der inhaltlichen und rhetorischen Analyse von Berichten über Psychopharmaka in den Medien ist es gelungen, eine umfassende Analyse darüber vorzulegen, worauf die Vorbehalte gegenüber den Psychopharmaka gegründet sind. Die wichtigsten Ergebnisse der Mainzer Studie sollen hier zusammenfassend dargestellt werden.

1. Informationsdefizite

Ein wichtiges Ergebnis dieser Studie ist, daß die Bevölkerung nur unzureichend über Art und Schweregrad psychischer Erkrankungen informiert ist. Relativ viele wissen zwar, daß die Schizophrenie eine ernsthafte Erkrankung darstellt und mit Medikamenten behandelt werden kann. Dieses „Wissen" scheint jedoch zum Teil eher in der Furcht vor Geisteskranken und deren Taten als in tatsächlichen Kenntnissen über die Krankheit begründet zu sein.

Besonders groß ist die Unkenntnis über den Charakter der Depression. Ein erheblicher Teil der Bevölkerung interpretiert sie eher als Befindlichkeitsstörung denn als Krankheit. Nahezu niemand hält in diesem Fall eine medikamentöse Behandlung für angebracht. Ein Viertel der Befragten empfiehlt die Konsultation eines Psychologen oder Psychotherapeuten. Ein weiteres Drittel ist schließlich der Ansicht, man könne Depressionen selbst bewältigen. Die Tatsache, daß Depressive in hohem Maße selbstmordgefährdet sind, hat offenbar in das Bewußtsein der allermeisten Menschen ebensowenig Eingang gefunden wie das Wissen darüber, daß Depressive u.a. auch durch Wahn, Denk- und Antriebshemmung oder Verschiebungen im Schlaf-Wach-Rhythmus gravierend beeinträchtigt sein können. Nahezu unbekannt sind psychische Krankheitsbilder wie Zwangserkrankungen, Panikstörungen oder die verschiedenen Angsterkrankungen, die ebenfalls zu schweren sozialen und beruflichen Einbrüchen führen können.

Die mangelnde Kenntnis über psychische Krankheiten korrespondiert mit dem Befund, daß die Bevölkerung nur sehr unzulänglich über Psychopharmaka selbst informiert ist. Bezeichnungen und unterschiedliche Verwendungs- und Wirkungsweisen der Medikamente sind ungeläufig. Insbesondere können Wirkungen und Nebenwirkungen nicht richtig unterschieden werden.

Die Medien berichten zwar viel über Psychopharmaka, hingegen kaum über die eine solche Therapie notwendig machenden Erkrankungen. Die Berichterstattung über Psychopharmaka erweckt dabei sehr oft den Eindruck, als handele es sich um unnötige Medikamente, die zudem schädlich seien und süchtig machten, auf die man also am besten gleich verzichten solle. Gerade dies führt aber zu einem ganz gefährlichen Umkehrschluß. Wenn die Psychopharmaka charakterisiert werden als Medikamente für Störungen, die man schon beheben kann, indem „man sich nur zusammennimmt", dann werden die psychischen Krankheiten, deren Beschreibung selbst in den Medien vernachlässigt wird, zu minderschweren, nicht ernst zu nehmenden Befindlichkeitsstörungen. Die Berichterstattung über die Psychopharmaka prägt mithin ein völlig falsches Bild von psychischen Erkrankungen.

Das verdeutlicht auch der Vergleich mit Herz-Kreislauf-Medikamenten. Die Kenntnis auch des Schweregrades der Herz-Kreislauf-Erkrankungen bedingt, daß Herzmedikamente als notwendige Therapeutika für gravierende Störungen in ungleich höherem Maße akzeptiert sind als Psychopharmaka.

2. Negative Risiko-Nutzen-Bilanz

Aus diesen Gründen überwiegt in der Bevölkerung die Vorstellung, daß psychische Erkrankungen den Einsatz von Psychopharmaka nicht „lohnen". In die Bilanz für die Beurteilung dieser Medikamente geht außerdem ein, für wie gravierend ihre Nebenwirkungen gehalten werden. Ein Drittel der Befragten schreiben den Psychopharmaka negative Nebenwirkungen zu. Nur zwölf Prozent nennen positive Wirkungen. Bei den Ansichten zu Herz-Kreislauf-Medikamenten verhält es sich gerade umgekehrt. Besonders diejenigen aber, die mit Psychopharmaka Erfahrungen haben, sagen jedoch deutlich häufiger, daß diese Medikamente positive Wirkungen haben. Sie seien „schnell und wirkungsvoll", böten „eine wirkliche Hilfe" für den seelisch Kranken und ermöglichten ihm ein „normales Leben". Die Medikamentenerfahrenen sehen ebenso die negativen Seiten. Ihre Risiko-Nutzen-Bilanz ist dennoch eindeutig positiver als die derer, die keine Erfahrung mit Psychopharmaka haben. Es gilt also festzuhalten, daß die Erfahrung mit Psychopharmaka keineswegs abschreckend wirkt, sondern zu einer polarisierteren, aber auch differenzierteren Abwägung von unerwünschten Wirkungen und Nutzen führt.

Mehr als zwei Drittel der Befragten sind zudem der Meinung, Psychopharmaka machten süchtig, und etwa ebenso viele rechnen Drogen zu den Psychopharmaka. Dies ist eine Folge der häufigen Verknüpfung von Sucht, Drogenabhängigkeit und Psychopharmaka in den Medienberichten. Die Tatsache, daß Neuroleptika und Antidepressiva keinerlei Suchtpotential besitzen, ist dabei ebensowenig bekannt wie diejenige, daß diese Substanzgruppen sogar zur Behandlung von Suchtkranken im Entzug eingesetzt werden. Da Psychopharmakagruppen häufig nicht differenziert genannt werden, werden sie meist fälschlich mit Tranquilizern gleichgesetzt. Das Suchtpotential der Tranquilizer wird dann auf sämtliche Psychopharmaka übertragen.

3. Die Angst vor Kontrollverlust

Auf der Negativseite der Bilanz steht bei den Psychopharmaka auch die Angst vor Kontroll- und Identitätsverlust. Die Befürchtung, die Kontrolle über das eigene Erleben, Denken und Handeln zu verlieren und seine Identität bedroht zu sehen, ist offenbar eine spezifische Reaktion gegenüber Psychopharmaka, denn nur acht Prozent der Befragten äußerten diese Angst vor Herz-Kreislauf-Medikamenten (gegenüber 42 Prozent bei Psychopharmaka). Je mehr negative Berichte über Psychopharmaka in den Medien von den Befragten erinnert wurden, desto größer war die Angst, durch Psychopharmaka die Selbstkontrolle zu verlieren. Diese Angst hat einen signifikanten Einfluß auf die Einstellung zur Anwendung von Psychopharmaka. Je größer die Angst vor Kontrollverlust, desto eher lehnen die Befragten im konkreten Fall die Anwendung eines Psychopharmakons ab. Die so begründete Ablehnung von Psychopharmaka verwundert um so mehr, als psychische Erkrankungen nicht selten durch Kontrollverluste gekennzeichnet sind. So geht der Kontrollverlust über Denken und Handeln in einer akuten Psychose unter Umständen so weit, daß der Kranke dann von jedem Verschulden einer Straftat freigesprochen wird. Das Gefühl, die Kontrolle über das eigene Denken und Erleben zu verlieren, es als fremdbestimmt zu empfinden, gilt manchen geradezu als kennzeichnend für bestimmte Formen der Schizophrenie. Zwangskranke können weder die ständig sich aufdrängenden Zwangsgedanken kontrollieren noch die immer wieder ritualhaft ausgeführten Handlungen. Psychopharmakatherapie dient deshalb teilweise geradezu der Wiedergewinnung der Kontrolle über das eigene Erleben und Handeln.

Rational nachvollziehen läßt sich die Angst vor Kontrollverlust durch Psychopharmaka auch deshalb nicht, weil andere, im Gehirn wirkende Substanzen nicht in dieser Form problematisiert werden. Medikamente gegen Epilepsie oder die Parkinsonsche Erkrankung stehen zum Beispiel nicht in diesem Verdacht.

4. Generelle und konkrete Vorbehalte

Bei einem Teil der Befragten (13 Prozent) läßt sich eine interessante Dissoziation in ihren Einstellungen zur Anwendung von Psychopharmaka feststellen. Die Personengruppe ist prinzipiell durchaus für die Anwendung einer solchen Therapie. Auf *konkrete* Fallbeschreibungen bezogen, sind die Befragten dann jedoch dagegen. Dies bedeutet, daß sie gegen Psychopharmaka zwar theoretisch keine Vorbehalte haben, dann, „wenn es ernst wird", vor einer Anwendung im konkreten Fall jedoch zurückschrecken.

Diese Widersprüche beruhen – das ist ebenfalls ein wichtiges Ergebnis der Mainzer Studie – vor allem auf der Erinnerung an positive und negative Berichte über Psychopharmaka in den Medien. Die Medienanalyse hat ergeben, daß vor allem in Frauenzeitschriften, aber auch zum Teil in der politischen Wochenpresse und einigen Fernsehmagazinen ein negatives und falsches Bild von Psychopharmaka gezeichnet wird. Die häufig affektgeladenen, an Emotionen appellierenden Beiträge sind geprägt von mangelnder Aufklärung über psychische Krankheitsbilder und der Betonung von negativen Nebenwirkungen.

Psychopharmaka werden dabei häufig im Zusammenhang mit Drogen, Medikamentenmißbrauch und Sucht genannt. Das Fehlverhalten von Ärzten wird einseitig betont. Sie erscheinen als diejenigen, die allzu leichtfertig gefährliche Präparate verschreiben – und dies nur für bloße „Befindlichkeitsstörungen“, die doch besser und wirkungsvoller mit einem Gespräch zu beheben gewesen wären. Falsches Verordnungsverhalten ist – das zeigen die Erfahrungen mit den Benzodiazepinen – ein tatsächlich vorhandenes Problem, das natürlich, wie in allen anderen Fachdisziplinen der Medizin auch, immer wieder diskutiert und soweit wie möglich eliminiert werden muß. Die besondere Gewichtung dieses Problems in Medienberichten über Psychopharmaka läßt indessen oft den Eindruck entstehen, als sei jegliche Medikamentenverordnung bei psychischen Störungen immer negativ für den Kranken und schon an sich ein Fehler.

5. Rationale und irrationale Ängste

Es gibt also einerseits faßbare, *rationale Ängste*, worauf sich die Vorbehalte gegen Psychopharmaka gründen. Dazu gehören zum Beispiel die Nebenwirkungen der Medikamente. Hier scheint – angesichts des mangelnden Kenntnisstandes eines Großteils der Bevölkerung – Aufklärung notwendig zu sein. In diesem Rahmen können aufklärende Berichte über die Anwendungsgebiete der Psychopharmaka, ihre Nebenwirkungen, die Abhängigkeitsproblematik oder ein falsches Verschreibungsverhalten der Ärzte helfen, den Patienten im Umgang mit Psychopharmaka durch bessere Information mündiger und kompetenter werden zu lassen.

Es gibt jedoch auch die unfaßbaren, *irrationalen Ängste*. Das ist die Angst vor dem Verlust der geistigen Identität, die Angst davor, die geistige Kontrolle über sich selbst zu verlieren. Rationale Aufklärung über Psychopharmaka scheint hier nur begrenzt weiterzuhelfen. Der Patient mag zwar erleben, daß der Kontrollverlust in der Psychose durch das Neuroleptikum beseitigt wird, identitätstiftend wirkt die Einnahme eines Medikamentes dennoch nicht. Die geistige Erschütterung, die mit der psychischen Störung einhergeht, bleibt unbewältigt.

Wenn 70 Prozent der Befragten der Meinung sind, daß keiner genau wisse, wie Psychopharmaka wirklich wirkten, und 75 Prozent die Ansicht teilen, Psychopharmaka beseitigten nur die Anzeichen der Erkrankung, nicht aber ihre Ursache, hätten also eine bloß symptomatische Wirkung, so belegt das den Wunsch der meisten nach einem nachvollziehbaren Begründungszusammenhang zwischen Krankheit und Therapie. Den kann bislang niemand liefern. Wie bereits in vorangehenden Kapiteln erläutert wurde, gibt es – bis auf Ansätze – noch keine befriedigende molekularbiologische Erklärung für psychische Erkrankungen. Niemand weiß genau, wie eine Depression entsteht und was genau Antidepressiva im Gehirn bewirken. Deshalb beschränkt man sich auf den funktionalen Zusammenhang, auf die phänomenologische Beschreibung eines Krankheitsbildes und die Kontrolle durch den Therapieerfolg.

Eine Therapie als rein symptomatisch zu charakterisieren, diskreditiert sie jedoch keineswegs. Erstens belegt etwa das Beispiel der Rückfallprophylaxe durch Neuroleptika, daß diese Therapie einen Wirkungsgrad erreicht, der dem einer Antibiotikatherapie bei bakteriellen Entzündungen vergleichbar ist. Symptomatische Therapie ist also nicht mit wirkungsloser Therapie zu verwechseln. Zweitens beweist die Therapie anderer körperlicher Leiden, daß eine rein symptomatische Therapie längst nicht immer negativ bewertet wird. Auch die Insulintherapie ist rein symptomatisch. Die Zuckerkrankheit wird dadurch nicht geheilt, dennoch wird die Insulintherapie nicht abgelehnt oder negativ bewertet. Die meisten Patienten mit krankhaft überhöhtem Blutdruck werden rein symptomatisch behandelt, ohne daß blutdrucksenkende Mittel in Mißkredit geraten. Es ließen sich beliebig viele andere Beispiele nennen. Wenn also hier mit zweierlei Maß gemessen wird, so liegt dies offenbar nicht daran, daß Psychopharmaka „nur“ symptomatisch wirken. Durch rationale Aufklärung über Psychopharmaka wird man wohl die unfaßbaren, irrationalen Ängste der Menschen nicht beseitigen können.

Wie die Umfrage deutlich zum Ausdruck bringt, ist für die Akzeptanz einer Medikamentengruppe bzw. einer Therapieform weniger ihre eigentliche therapeutische Wirksamkeit – also ihre *Problemlösekapazität* – als vielmehr ihre *Deutungskapazität* entscheidend. Offenbar muß eine Therapieform, um genügend akzeptiert zu werden, auch einen sinnstiftenden Begründungszusammenhang anbieten, also ausreichende *Deutungskapazität* besitzen. Wirksam sind Psychopharmaka bei vielen psychiatrischen Erkrankungen, deuten kann man diese Erkrankungen mit den molekular-biologisch-genetischen Erklärungsmodellen jedoch meist nicht. Das Problem der biologisch-naturwissenschaftlichen Psychiatrie liegt nämlich gerade darin, daß sie (noch) nicht über das sprachliche Instrumentarium verfügt, um in der Öffentlichkeit am *Konkreten* (z.B. dem Transmitter, seinem Rezeptor, den Veränderungen auf der Erbsubstanz) das *Abstrakte* (z.B. Selbstkontrolle, Identität, Betroffenheit, Verantwortung) zu diskutieren.

Sollen Vorbehalte gegen eine medikamentöse Therapie bei psychischen Krankheiten wirkungsvoll abgebaut werden, müssen sich daher die Befürworter einer biologisch-naturwissenschaftlichen Psychiatrie verstärkt darum bemühen, einen glaubwürdigen Begründungszusammenhang zu liefern, der es erlaubt, die Einnahme von Psychopharmaka als aktiven, selbstbestimmten Umgang mit der Krankheit zu begreifen, der nicht zum Verlust, sondern zur Wiedergewinnung von Selbstkontrolle führen kann.

Weiterführende Literatur

O. Benkert, H. Hippius: *Psychiatrische Pharmakotherapie*, 6. Aufl., Springer-Verlag Heidelberg/Berlin 1995.
Das vorliegende Buch basiert im wesentlichen auf dem Datenmaterial, das in diesem Fachbuch für praktizierende Ärzte ausführlicher dargestellt wurde.

Spezielle Literaturhinweise

Da die Diskussion zu den Psychopharmaka in vielen Bereichen im Fluß ist, wurden wichtige wissenschaftliche Studien und Abhandlungen zu den derzeit meistdiskutierten Themen im Text speziell zitiert. Diese sind im folgenden gesondert aufgeführt.

Kapitel 2

(1) H. Brill, R. E. Patton, *Clinical-statistical analysis of population changes in New York State Mental Hospitals since introduction of psychotropic drugs.* Am. J. Psychiatry 119:20–35.

Kapitel 4

(1) *Angst-Zwang-Depressionen/Pharmakotherapie im Umbruch* (1993). Beilage: Der Nervenarzt Bd. 64, Heft 9. Berlin/Heidelberg.
(2) J. H. Kocsis, A. J. Frances, C.Voss, J. J. Mann, B. J. Mason, J. Sweeney (1988), *Imipramine treatment for chronic depression.* Arch. Gen. Psychiatry 45:253–9.
(3) a: M. R. Liebowitz, F. M. Quitkin, J. W. Stewart, P. J. McGrath, W. Harrison, J. Rabkin, E. Tricamo, J. S. Markowitz, D. F. Klein (1984), *Phenelzine vs. imipramine in atypical depression.* Arch. Gen. Psychiatry 41:669–77.
b: F. M. Quitkin, R. J. McGrath, J. W. Stewart, W. Harrison, J. Rabkin, E. Tricamo, S. Wagner, K. Ocepek-Welikson, E. Nunes, J. G. Rapkin, D. F. Klein (1990), *Atypical depression, panic attacs, and response to imipramine and phenelzine.* Arch. Gen. Psychiatry 47:935–41.
(4) J. R. de la Fuente (1990), *Efficacy of acute treatment in second phase of cross-national collaborative study.* J. Psychiatric Res. 24 (suppl 1):42.
(5) O. Benkert, H. Hippius (1992), *Psychiatrische Pharmakotherapie.* 5. Auflage. Berlin/Heidelberg. S. 36.
(6) a: H. G. jr. Pope, J. I. Hudson (1986), *Antidepressant drug therapy for bulimia: current status.* J. Clin. Psychiatry 47:339–45.

b: D. G. Walsh, M. Gladis, S. R. Roose, J. W. Stewart, F. Stetner, A. H. Glassman (1988), *Phenelzine vs. placebo in 50 patients with bulimia.* Arch. Gen. Psychiatry 45:471–5.

Kapitel 11

(1) O. Benkert, *Lebensprobleme und psychiatrische Erkrankungen – ein Wegweiser.* Hrsg. v. Forum für seelische Gesundheit, 1996.

(2) K. Grawe, R. Donati, F. Bernauer (1993), *Psychotherapie im Wandel. Von der Konfession zur Rofession.* Göttingen/Bern/Toronto/Seattle.

(3) a: A. T. Beck, A. J. Rush, B. F. Shaw, G. Emery (1979), *Kognitive Therapie der Depression.* Dt. Ausgabe hrsg. v. M. Hautzinger. 2. Aufl. 1986. München.

b: G. L. Klerman, M. M. Weissman, B. J. Rousaville, E. S. Chevron (1984), *Interpersonal Psychotherapy of depression.* New York.

(4) I. Elkin, T. Shea, J. T. Watkins, S. D. Imber, S. M. Sotsky, J. F. Collins, D. R. Glass, P. A. Pilkonis, W. R. Leber, J. P. Docherty, S. J. Fiester, M. B. Parloff (1989), *National Institute of Mental Health Treatment for Depression Collaborative Research Program. General effectiveness of treatments.* Arch. Gen. Psychiatry 46:971–82.

(5) E. Frank, D. J. Kupfer, J. M. Perel, C. Cornes, D. B. Jarrett, A. G. Mallinger, M. E. Thase, A. B. McEachran, V. J. Grochocinski (1990), *Three-year outcomes for maintenance therapies in recurrent depression.* Arch. Gen. Psychiatry 47:1093–9

Kapitel 12

Kapitel 12 stellt in einer Übersicht die Ergebnisse einer repräsentativen Bevölkerungsumfrage sowie einer empirischen und rhetorischen Medienanalyse zu der wichtigen Frage des Akzeptanzproblems von Psychopharmaka dar. Hier kann der interessierte Leser fundierte empirische Befunde zu diesen Fragen finden:

O. Benkert, H. M. Kepplinger, K. Sobota (1995), *Psychopharmaka im Widerstreit. Eine Studie zur Akzeptanz von Psychopharmaka und zur Darstellung in den Medien*, Springer-Verlag Berlin/Heidelberg.

Verzeichnis der Medikamente

Sachregister

Buchanzeigen

Lebenspraxis – Gesundheit – Psychologie

Brigitta Bondy
Was ist Schizophrenie?
Ursachen, Verlauf, Behandlung
1994. 113 Seiten. Paperback
(Beck'sche Reihe Band 1077)

Jutta Hartmann
Lautlos und unbemerkt
Der plötzliche Kindstod
1990. 91 Seiten. Paperback
(Beck'sche Reihe Band 407)

Jutta Hartmann
Zappelphilipp, Störenfried
Hyperaktive Kinder und ihre Therapie
Mit einem Nachwort von Prof. Dr. Reinhard Lempp.
6., unveränderte Auflage. 1997. 124 Seiten. Paperback
(Beck'sche Reihe Band 333)

Christoph Kraiker/Burkhard Peter (Hrsg.)
Psychotherapieführer
Wege zur seelischen Gesundheit
4., unveränderte Auflage. 1994. 320 Seiten. Paperback
(Beck'sche Reihe Band 338)

Ludwig Reiners
Sorgenfibel
oder Über die Kunst, durch Einsicht und Übung
seiner Sorgen Meister zu werden.
112. Tausend. 1992. 141 Seiten. Paperback.
(Beck'sche Reihe Band 354)

Ursula Schneider-Wohlfart/Georg Otto Wack (Hrsg.)
Entspannt sein – Energie haben
Achtzehn Methoden der Körpererfahrung
1993. 234 Seiten. Paperback
(Beck'sche Reihe Band 1029)

Verlag C. H. Beck München